Hypnose et dépression

Sous la direction de
Djayabala Varma

Hypnose et dépression

Actes du sixième congrès de l'Association Européenne des Praticiens d'Hypnose

L'Harmattan

Autres publications des Actes du congrès
de l'Association Européenne des Praticiens d'Hypnose,
du même auteur
chez le même éditeur

Hypnose et thérapie des enfants, 2013.

Hypnose et contrôle des habitudes, 2011.

Hypnose et troubles anxieux, 2010.

Hypnose et thérapie sexuelle, 2009.

L'hypnose en psychosomatique, 2008.

5-7, rue de l'Ecole-Polytechnique, 75005 Paris

http://www.harmattan.fr
diffusion.harmattan@wanadoo.fr

ISBN : 978-2-343-04742-3
EAN : 9782343047423

INTRODUCTION

Parmi les troubles mentaux, la dépression occupe la deuxième position après les accoutumances (alcoolisme et toxicomanie). Aujourd'hui encore, nombreux sont ceux qui se contentent de prendre uniquement des médicaments pour sortir de la dépression. Or, à présent, nous disposons de différents types de psychothérapie qui se révèlent efficaces dans le traitement de la dépression. Par ses publications, Michael Yapko (1), (2), (3), directeur de l'Institut Milton Erickson de San Diego, a montré les nombreuses manières dont l'hypnose peut être utilisée dans le traitement de la dépression. Même s'il privilégie les techniques éricksoniennes telles que les métaphores et l'utilisation des ressources du patient, il recommande également d'intégrer la thérapie cognitive et comportementale à l'hypnothérapie (4). Cependant, il existe d'autres techniques hypnotiques intéressantes auxquelles certains praticiens d'hypnothérapie ne pensent pas toujours comme l'enregistrement des séances d'hypnose que le patient peut écouter chez lui. Compte tenu des travaux de Freud, de Jung et de Romey, il est possible d'effectuer un travail riche et efficace sur les rêves en séance d'hypnose. Pour le bien-être du patient, le praticien peut aussi associer à l'hypnose d'autres approches extérieures à l'hypnothérapie comme la thérapie systémique, la Technique d'Identification sensorielle des Peurs Inconscientes (TIPI) ou l'ostéopathie. Vous aurez le plaisir de découvrir tout cela au cours de cette journée. Pour ma part, je vais vous parler des problèmes de comorbidité : "Dépression et troubles anxieux".

Références :

1. YAPKO M.D., *When Living Hurts - Directives for Treating Depression*. New York: Brunner/Mazel, 1988.
2. YAPKO M.D., *Hypnosis and the Treatment of Depressions - Strategies for Change*. New York: Brunner/Mazel, 1992.
3. YAPKO M.D., *Treating Depression with Hypnosis*. Philadelphia, PA: Brunner-Routledge, 2001. Tr. fr. *L'hypnose et le traitement de la dépression*. Bruxelles : Satas, 2006.
4. YAPKO M.D., *Breaking the Patterns of Depression*. New York: Doubleday, 1997.

DÉPRESSION ET TROUBLES ANXIEUX

Djayabala VARMA

Parmi les individus qui consultent un psychothérapeute pour une dépression ou pour un trouble anxieux, certaines personnes ne souffrent que d'anxiété ou de dépression. Or, 70 % des sujets présentent une comorbidité relative à ces deux pathologies.

I. ÉPIDÉMIOLOGIE

L'anxiété pure ou la dépression seule apparaît à des âges différents. Les recherches cliniques montrent que les troubles anxieux se manifestent surtout pendant l'enfance et pendant l'adolescence, et rarement après vingt ans. Presque tous les patients traités pour l'anxiété disent : "J'ai toujours été anxieux". La dépression seule se déclare plutôt à la fin de l'adolescence et devient de plus en plus fréquente à partir de l'âge de vingt ans.

Les études effectuées dans les sociétés occidentales révèlent que la population comporte deux fois plus de femmes anxieuses que d'hommes anxieux et trois fois plus de femmes déprimées que d'hommes déprimés. La dépression peut également être associée à d'autres problèmes comme l'alcoolisme et les addictions, l'anorexie et la boulimie, les troubles de personnalité ainsi qu'à certaines pathologies organiques comme le diabète, le cancer, la maladie de Parkinson et les douleurs chroniques (1).

II. CARACTÉRISTIQUES COMMUNES

1. Symptômes communs à la dépression et à l'anxiété

Pour mon intervention, je vais me limiter aux problèmes liés à l'association de la dépression à l'anxiété et à leur traitement. Ces deux pathologies présentent certains symptômes en commun :

- troubles de l'humeur ;
- irritabilité ;
- difficultés pour se concentrer ;
- troubles du sommeil ;
- modification de l'appétit ;
- fatigue ;
- d'autres plaintes somatiques non spécifiques comme, par exemple, des tensions ou des douleurs dans le cou, dans le dos ou dans la région abdominale ;
- distorsions cognitives ;
- face à une situation ambiguë, les personnes concernées par l'anxiété ou par la dépression interprètent le problème en utilisant leur propre cadre de référence. Elles vont surestimer le danger et sous-estimer les ressources personnelles. Ainsi, elles se sentent impuissantes à faire face aux problèmes de la vie.

Quand la dépression et un trouble anxieux sont présents en même temps chez un individu, les symptômes sont plus persistants. Le sujet manifeste un comportement de dépendance et demande de l'aide. Et le risque de suicide devient plus élevé.

2. Origines des problèmes de dépression et d'anxiété

Selon le psychologue américain David Barlow (2), les personnes souffrant de dépression et d'anxiété présentent trois sources de vulnérabilité :

a. les facteurs génétiques constituent une vulnérabilité biologique généralisée. Cependant, la composante génétique de ces deux problèmes n'intervient qu'environ dans 30 % des cas. Ce qui contribue le plus à ces deux pathologies, ce sont les expériences vécues pendant l'enfance et l'adolescence et les apprentissages acquis à un jeune âge. Ces facteurs sont déterminants pour ces troubles. Ainsi, un enfant, dont un parent est anxieux, devient à son tour anxieux, plus par imitation et par identification que par transmission génétique ;

b. un enfant qui a été exposé à un stress dès son plus jeune âge, en particulier à des événements de sa vie incontrôlables ou imprévisibles, peut développer une dépression et/ou une anxiété chronique d'anticipation. Inversement, instaurer un sentiment de maîtrise ou de contrôle au cours du développement d'un enfant semble le protéger contre la tendance à développer une réaction d'anxiété. Les enfants anxieux présentent deux à quatre fois plus de risques de devenir déprimés, à long terme, que les autres enfants n'ayant pas eu d'histoire d'anxiété. Ainsi, une anxiété chronique non traitée évolue en dépression. L'explication physiologique de cette évolution est présentée par Christine Pillon-Deboves dans son article intitulé : "Ostéopathie et hypnose, une synergie dans le traitement de la dépression". Pour libérer le patient de ces apprentissages précoces, il est déterminant de traiter les événements qui ont contribué au développement de l'anxiété et de la dépression ;

c. l'anxiété et la dépression sont toutes les deux associées à une orientation interne. Face à une situation extérieure perçue comme menaçante, la personne souffrant d'anxiété et/ou de dépression focalise son attention sur ce qui se passe à l'intérieur d'elle-même. Elle a recours à une auto-évaluation négative d'elle-même et se considère comme incapable de faire face à la menace. Et cette focalisation interne intensifie l'affect négatif.

3. Attitudes face à une situation difficile

Face à une situation difficile, une personne peut adopter une des trois attitudes suivantes :
- une approche directe de résolution de problème ;
- l'évitement ;
- la rumination.

L'évitement et la rumination sont directement corrélés à la dépression et à l'anxiété.

Un groupe d'enfants a été exposé à des situations ambiguës concernant une menace possible sur le plan physique ou social. Les enfants anxieux les ont interprétées comme étant plus menaçantes que les enfants qui n'étaient pas anxieux. Et, plus souvent que les autres sujets, ils ont également choisi les solutions d'évitement.

Par ailleurs, les analyses des contenus des ruminations montrent que de nombreuses pensées reflètent l'incertitude sur le degré de contrôle des situations importantes. Ceux qui ruminent sont plus incertains que ceux qui ne ruminent pas à propos des solutions qu'ils trouvent pour des problèmes complexes. L'incertitude peut mener à des analyses supplémentaires, et non pas à l'action, et elle augmente l'anxiété.

Quand on encourage les personnes dysphoriques à ruminer, elles n'envisagent que les issues négatives de la situation et elles ne s'auto-évaluent que d'une manière négative et désespérée. De ce fait, comme le précise Nolen-Hoeksema (3), ceux qui ruminent peuvent vaciller entre anxiété et dépression et leurs cognitions peuvent osciller entre incertitude et désespoir.

4. Pensée globale

Une erreur cognitive fréquente, qui se retrouve aussi bien dans l'anxiété que dans la dépression, est la pensée globale. Ainsi, la personne aperçoit la forêt et éprouve des difficultés pour distinguer les arbres. Ce mode de fonctionnement mental ne permet pas de mettre les problèmes dans des compartiments et, en conséquence, l'anxiété apparaît. La pensée globale empêche de réfléchir de manière séquentielle (4). Et elle aggrave le sentiment d'impuissance et le désespoir chez le sujet déprimé. Une thérapie efficace des troubles anxieux et de la dépression doit tenir compte de ces erreurs cognitives pour arriver à des résultats satisfaisants à long terme. Il est nécessaire aux patients anxieux ou déprimés de développer la pensée détaillée. Pour les aider à acquérir ce mode de fonctionnement mental, le praticien peut leur demander de décrire les différentes phases pour accomplir une action banale. Par exemple, il peut leur proposer de spécifier toutes les étapes à suivre pour aller de chez eux à leur lieu de travail ou pour expliquer à un Martien comment prendre une douche ou comment faire un plein d'essence. La pensée globale compromet la capacité de voir les choses différemment dans les situations qui paraissent se ressembler. Or, il est important de percevoir les différences même dans des situations qui semblent similaires.

L'expérience suivante, effectuée aux États-Unis, démontre les conséquences négatives des situations où il est impossible de percevoir les différences. Des singes sont installés sur des chaises. Le chercheur leur montre des carrés et des cercles. Quand les singes touchent un carré, ils obtiennent de la nourriture en récompense et, quand ils sont en contact avec un cercle, ils reçoivent un léger choc électrique. En moins de cinq ou six répétitions, les animaux apprennent à ne toucher que les carrés et évitent le contact avec les cercles. Puis l'expérimentateur leur montre des carrés ainsi que des cercles de couleur, de taille et de forme différentes. Et progressivement, les carrés se transforment en cercle et les cercles deviennent des carrés. A ce stade, les singes ne bougent plus, mais ils ressentent une énorme anxiété à cause d'un conflit interne. Ils veulent la nourriture et, en même temps, ils ont peur de recevoir un choc électrique.

Il est donc important de pouvoir faire la distinction. Quand une personne aborde une situation problématique avec la pensée globale, elle ne dispose pas de cette aptitude et, en conséquence, éprouve des difficultés pour prendre une décision.

III. PSYCHOTHÉRAPIE

Lorsqu'un patient consulte pour un problème d'anxiété et de dépression, comment faut-il procéder en thérapie ?

1. Renforcement du moi et stabilisation

a. Psychoéducation

Je considère que la première étape en psychothérapie, quel que soit le problème ou l'individu à traiter, c'est la psychoéducation. Dès le début du traitement, il est important de donner au patient des informations sur l'anxiété et sur la dépression. Il incombe également au thérapeute d'expliquer que ces deux pathologies ne sont pas des maladies et d'attirer l'attention du patient sur la notion qu'il est possible de se libérer de ces problèmes par une thérapie pluridisciplinaire incluant des techniques hypnotiques, énergétiques et cognitives.

Cette psychoéducation peut commencer à la première ou à la deuxième séance, vu les résultats des scores aux questionnaires anxiété/dépression. A ce stade, le plus important n'est pas de savoir s'il faut d'abord traiter la dépression ou l'anxiété, mais de donner au patient des outils de gestion de l'affect dès le début de la thérapie.

Auparavant, quand j'avais affaire à une personne présentant un niveau de dépression assez élevé avec un score de 30 ou plus au questionnaire de Beck, je l'envoyais consulter un psychiatre pour un traitement médicamenteux, parallèlement à la psychothérapie. Maintenant, je lui explique que si, tous les jours, elle pratique les exercices que je lui enseigne, les niveaux d'anxiété et de dépression baisseront rapidement et que, de cette façon, elle pourra éviter les médicaments. Certains individus préfèrent adhérer à mon programme plutôt que de dépendre des médicaments qu'ils prennent, souvent depuis plusieurs années, sans arriver à se libérer de leur dépression ou de leur anxiété. D'autres, en particulier les patients très gravement déprimés ou ceux présentant un trouble de personnalité, ne font pas ces exercices et cette difficulté à coopérer pour la pratique à domicile est liée à la nature même de leur pathologie.

Je termine le premier rendez-vous par une séance d'hypnose pour renforcer le moi du patient et pour redonner l'espoir, à l'instar de Michael Yapko (5), en insistant sur le fait que le changement est inévitable.

b. Identification et correction des problèmes d'énergie

A la deuxième rencontre, je procède aux tests d'énergie pour repérer et pour corriger les problèmes d'énergie. La personne anxieuse ou stressée est généralement en surénergie. De plus, elle révèle également un état de sous-énergie résultant d'une surénergie chronique. En général, le sujet déprimé présente une homolatéralité et une sous-énergie. Et même si je ne repère aucun problème d'énergie, je fais faire la correction des quatre problèmes les plus fréquents : la sous-énergie, la surénergie, l'inversion psychologique massive et l'homolatéralité. Après avoir enseigné chacune de ces corrections, je teste pour savoir s'il est bénéfique pour le patient de pratiquer ces corrections et, si oui, à quelle fréquence. Très souvent, les individus anxieux, et ceux qui sont déprimés, ont besoin d'effectuer les quatre corrections tous les jours et, à ces quatre techniques, j'ajoute la correction de l'agrafe qui permet d'améliorer la concentration (6). Les problèmes d'énergie non traités peuvent ralentir le progrès de la thérapie et se manifestent souvent sous forme de résistance.

c. Enseignement des techniques de gestion de l'affect

Au troisième rendez-vous, j'enseigne les algorithmes de la Thérapie du Champ Mental (TFT - Thought Field Therapy) ou les Techniques de Liberté Emotionnelle (EFT - Emotional Freedoom Techniques) comme un traitement de fond. Je détermine la fréquence à laquelle le patient doit pratiquer la technique choisie. Cette pratique lui permet de renforcer un calme intérieur au quotidien. Je lui demande aussi d'utiliser cette méthode pour se libérer de toute émotion désagréable liée à chaque événement qui le dérange dans sa vie de tous les jours.

Au quatrième rendez-vous, je lui apprends l'autohypnose et, si le temps le permet, je fais un ancrage positif en employant la technique du lieu sûr avec les stimulations alternatives hypnotiques®. Pour l'autohypnose, j'enregistre la séance sur le téléphone portable du patient qui peut ainsi écouter cet enregistrement chez lui, s'il ne parvient pas à pratiquer l'autohypnose tout seul. Au cours du traitement, il est également utile de lui enseigner la méditation pleine conscience (7), le training autogène de Schultz et les différentes techniques de visualisation en autohypnose. Le but de ces apprentissages est de permettre à la personne de gérer l'anxiété et la dépression par elle-même, et non pas en prenant des médicaments.

d. Traitement de l'insomnie

Au début de la thérapie, il importe également de tenir compte du fait que les patients anxieux et déprimés connaissent souvent des troubles du sommeil. L'insomnie peut précéder ou renforcer une dépression. Les troubles du sommeil peuvent exacerber l'humeur négative et interférer avec les performances au travail. Le praticien apprend au patient à mieux dormir grâce aux techniques hypnotiques et à celles de la psychologie de l'énergie : la correction de la surénergie, la correction de l'inversion psychologique massive et, dans certains cas, la correction de l'inversion d'un niveau profond ainsi que l'algorithme de l'insomnie de la Thérapie du Champ Mental.
Ainsi, ces premières séances sont consacrées au renforcement du moi et à la stabilisation. Au cinquième rendez-

vous, j'évalue à nouveau le niveau d'anxiété et de dépression et je compare les scores avec les deux questionnaires initiaux de TAG (8) et de Beck (9). Et très souvent, je constate qu'il a considérablement baissé. L'absence de baisse de ce niveau indique que le patient n'a probablement pas pratiqué les différents exercices. Quelle que soit la cause, si les scores de l'anxiété et de la dépression n'ont pas diminué et s'ils restent très élevés, je demande au patient de consulter un psychiatre pour être traité par des médicaments, parallèlement à ma psychothérapie.

2. Traitement des traumatismes

En thérapie, après cette étape, il est important de traiter tous les traumatismes du passé qui sont à l'origine des croyances négatives sur soi, sur les autres et sur l'avenir. Le praticien peut libérer le patient des traumatismes du passé par des techniques hypnotiques, par des techniques de la psychologie de l'énergie ou par les stimulations alternatives hypnotiques®. Indépendamment de l'approche utilisée pour la désensibilisation, il est indispensable d'installer une croyance positive pour chaque événement. A ce stade, il est primordial d'aider aussi le patient à prendre conscience de sa propre vulnérabilité. Les personnes anxieuses ou déprimées ont tendance à se mettre dans des situations où elles ne devraient pas être. Par exemple, avec un caractère indépendant, le patient peut continuer à travailler comme salarié pour un patron dominateur. D'autres restent figés dans une fonction où ils se sentent piégés. Ces positions entretiennent l'anxiété et la dépression. Il devient alors nécessaire d'apprendre aux patients à prendre des décisions bénéfiques pour eux. C'est l'occasion de leur enseigner une technique de résolution des problèmes pour sortir de ces situations (10). La personne anxieuse a tendance à s'angoisser devant ses problèmes et à voir des catastrophes partout. Ainsi, les problèmes paraissent insurmontables. De ce fait, elle ne fait rien et l'anxiété augmente. Quant au sujet déprimé, il reste dans l'inaction à cause de son pessimisme et de son désespoir face aux difficultés. Mais, après le travail de stabilisation et le traitement des traumatismes, les patients anxieux et déprimés se sentent beaucoup mieux. Par conséquent, ils coopèrent plus volontiers, car ils ont confiance dans la thérapie. Il est important de vérifier s'ils continuent à avoir recours à l'alcool ou à la drogue pour faire face à la dépression ou à l'anxiété. Si c'est le cas, il est facile de les libérer de leur dépendance par les stimulations alternatives hypnotiques® ou par les techniques de la psychologie de l'énergie.

3. Identification et correction des distorsions cognitives

A ce stade, il est utile d'enseigner aux patients comment identifier et corriger les distorsions cognitives (11).

4. Traitement des schémas

Enfin, la thérapie se termine par le traitement des schémas (12) qui concernaient le patient au début de la prise en charge. Pour une description plus détaillée de cette psychothérapie en quatre étapes, le lecteur peut consulter les actes des précédents congrès de l'Association Européenne des Praticiens d'Hypnose, en particulier : *L'hypnose en psychosomatique* (13), *Hypnose et troubles anxieux* (14) et *Hypnose et contrôle des habitudes* (15).

Une telle approche pluridisciplinaire permet non seulement de libérer la personne des troubles anxieux et dépressifs, mais aussi d'éviter toute rechute.

Références :

1. STEVENS D., MERIKANGAS K., MERIKANGAS J., "Comorbidity of Depression and other Medical Conditions" in BECKHAM E., LEBER W. (eds.), *Handbook of Depression.* New York: Guilford, 1995, pages 147-199.
2. BARLOW D.H., *Anxiety and Its Disorders - The Nature and Treatment of Anxiety and Panic.* Second edition. New York: Guilford, 2002.
3. NOLEN-HOEKSEMA S., *Women Who Think Too Much.* London: Piatkus Books Ltd., 2003.
4. YAPKO M., *Treating Depression with Hypnosis.* Philadelphia, PA: Brunner-Routledge, 2001. Tr. fr. *L'hypnose dans le traitement de la dépression.* Bruxelles : Satas, 2006.
5. YAPKO M., *Hypnosis and the Treatment of Depression - Strategies for Change.* New York: Brunner/Mazel, 1992.
6. EDEN D. (with FEINSTEIN D.), *Energy Medicine.* New York: Jeremy P. Tarcher/Putnam, 1998. Tr. fr. *Médecine énergétique.* Outremont, Québec : Ariane, 2005.
7. NISSOU J.-M., "Intégration de la thérapie cognitive fondée sur la pleine conscience (Mindfulness) dans l'hypnothérapie des troubles anxieux" in VARMA D. (éd.), *Hypnose et troubles anxieux.* Paris : L'Harmattan, 2010.
8. VARMA D., *Questionnaire d'évaluation de l'anxiété* élaboré à partir du DSM-III.
9. BECK A.T., WARD C.H., MENDELSON M., MOCK J., ERBAUGH J.K., "An Inventory for Measuring Depression" in *Archives of General Psychiatry*, 1961, vol. 4, pages 561-571.
10. COTTRAUX J., *La répétition des scénarios de vie - Demain est une autre histoire.* Paris : Odile Jacob, 2001.
11. BURNS D., *Feeling Good - The New Mood Therapy.* New York: William Morrow, 1980. Tr. fr. *Etre bien dans sa peau.* Saint-Lambert : Editions Héritage, 1985.
12. YOUNG J., KLOSKO J., *Reinventing your Life.* New York: Plume, 1994. Tr. fr. *Je réinvente ma vie.* Montréal : Éditions de l'Homme, 1995.VARMA D. (éd.), *L'hypnose en psychosomatique.* Paris : L'Harmattan, 2008.
13. VARMA D. (éd.), *Hypnose et troubles anxieux.* Paris : L'Harmattan, 2010.
14. VARMA D. (éd.), *Hypnose et contrôle des habitudes.* Paris : L'Harmattan, 2011.

ÉTAT DE STRESS POST-TRAUMATIQUE (ESPT) ET DÉPRESSION

Christiane MOYAUX

Aujourd'hui, je voudrais vous parler de l'État de Stress Post-Traumatique (ESPT) et de la dépression.

Pourquoi ai-je choisi l'ESPT ? Parce que, dans ma pratique, je constate que 35 à 40 % des personnes, qui me consultent, présentent des troubles de l'ESPT associés aux symptômes de la dépression. Ces patients viennent souvent pour autre chose : mal-être, dépression, troubles du comportement alimentaire, anxiété ou phobies sans faire le lien avec un ou plusieurs traumatismes du passé.

Cette présentation est également pour moi l'occasion de montrer l'intérêt d'utiliser les techniques de l'hypnothérapie intégrative®, enseignée par Varma. J'illustrerai cette démarche à l'aide d'un exemple clinique.

I. DÉFINITION ET SYMPTÔMES QUI CARACTÉRISENT UN ESPT

L'ESPT, appelé aussi SSPT (Syndrome de Stress Post-Traumatique) ou encore névrose traumatique au début du XXème siècle, désigne un trouble anxieux sévère qui se manifeste à la suite d'un seul événement (ou d'une suite d'événements) vécu comme traumatisant, voire la répétition du même type d'événements dans le temps. Ces faits peuvent être en rapport avec des guerres, des catastrophes naturelles, des blessures graves, un accident physique, une menace ou un danger de mort imminente, un abus sexuel ou une maladie grave durant lesquels l'intégrité physique du sujet ou d'une autre personne a pu être menacée. L'ESPT survient parfois à la suite de la réaction aiguë de stress à la situation traumatisante ; quelquefois, il apparaît beaucoup plus tard, plusieurs semaines ou même plusieurs mois après. Il peut se développer chez une personne vulnérable ou présentant un risque de dépression et d'anxiété, mais aussi chez un individu sans antécédent.

Auparavant, on considérait que l'ESPT ne pouvait être provoqué que par des événements violents et catastrophiques comme les accidents d'avion ou les guerres. Plus récemment, la définition s'est élargie aux viols, aux abus physiques ou sexuels et au harcèlement moral. D'une manière plus générale, tout événement ayant été vécu par l'individu comme suffisamment important ou marquant, selon la signification et la valeur que ce dernier lui aura attribuées en plus de son ressenti personnel, peut déclencher un ESPT.

Généralement, la réaction du sujet face à l'événement se traduit par une peur intense et par un sentiment d'impuissance ou d'horreur. Selon le DSM-IV (1), les symptômes de l'ESPT sont :

- phénomènes d'intrusion : flashbacks, reviviscence de l'événement même en l'absence de celui-ci, cauchemars, pensées terrorisantes ;
- évitement : les lieux, les situations ou les personnes qui rappellent l'événement ;
- troubles de l'attention : difficultés pour se concentrer, amnésie partielle ou totale de l'événement, trous de mémoire ;
- perte d'intérêt dans les activités jusqu'alors intéressantes ;
- « anesthésie émotionnelle » ;

- présence de signes d'hypervigilance et d'hyperexcitabilité neurovégétative : sursauts brusques, tensions, douleurs, somatisations, insomnies, perte d'appétit, accès de colère… ;
- phénomènes dissociatifs : certains ont déjà été mentionnés plus haut (intrusions, flashbacks, amnésies), mais les projections d'idées ou de peurs inconscientes du sujet sur le thérapeute sont également possibles.

En général, quand un ESPT apparaît, la dépression survient très rapidement. Mais, dans certains cas, elle se manifeste après plusieurs semaines. Et parfois, elle peut s'installer d'une manière plus insidieuse dans le temps, devenant ainsi chronique. Très souvent, je constate qu'un état dépressif se présente avec des signes comme la tristesse, des sentiments de culpabilité et de honte, de désespoir, de douleur et l'absence d'envie. La personne a tendance à ruminer son mal-être et, parfois, elle entretient des idées de suicide. De plus, elle se considère comme profondément impuissante à effectuer le moindre changement en elle-même, ne sachant ni comment sortir de sa dépression, ni comment se libérer de son mal-être.

II. LE CAS D'ODETTE

Odette est une femme âgée de soixante-huit ans. D'origine portugaise, elle est retraitée et vit avec son mari avec qui elle a eu quatre enfants. C'est sa fille qui me contacte par téléphone, car sa maman a peur de mal parler en français. Odette a entendu parler d'hypnose à la télévision et cela lui a redonné espoir. En effet, sa fille m'explique que sa mère souffre de dépression grave depuis une dizaine d'années et que toute la famille, qui ne sait plus quoi faire, en a assez de la voir dans cet état. Les traitements (les médicaments et les hospitalisations) n'ont pas aidé Odette à aller mieux jusqu'à présent, voire ils auraient aggravé son mal-être, d'après ses dires. J'ai de la chance car, dès le début, Odette croit en moi et en l'hypnothérapie et se révèle très coopérative. Habitant à quatre-vingts kilomètres de mon cabinet situé à Melun, pour chaque séance, elle se fait accompagner par sa fille en voiture. Elle comprend bien le français, mais éprouve beaucoup de difficultés pour s'exprimer dans cette langue. Son fort accent portugais rend ses propos encore plus difficiles à comprendre.

1. L'hypnothérapie : durée et techniques utilisées

Pour Odette, l'hypnothérapie dure, en tout, six séances réparties sur trois mois et demi. Le traitement consiste principalement en l'utilisation de l'hypnose pour le renforcement du moi pour traiter la dépression. J'enregistre ces séances d'hypnose sur des CD qu'elle doit écouter une fois par jour, chez elle. Heureusement, Odette exécute religieusement cette tâche thérapeutique. Et à plusieurs reprises, elle me dit que ces moments de relaxation sont à elle.

J'enseigne et j'utilise également des techniques de la psychologie de l'énergie que la patiente doit pratiquer régulièrement. Il s'agit de :

- la Thérapie du Champ Mental (TCM) de Roger Callahan au cours d'une séance pour le mal-être profond ;
- la Tapas Acupressure Technique (TAT) de Tapas Fleming qui semble avoir marqué une étape décisive dans le changement souhaité ;
- la technique du Be Set Free Fast (BSFF) de Larry Nims qui a été utilisée lors de la pose TAT pour atténuer l'affect (colère et tristesse).

J'ai aussi recours aux stimulations alternatives hypnotiques® kinesthésiques et auditives pour ancrer la joie chez Odette, à partir d'une expérience positive de son passé.

2. Le déroulement des séances

a. Séance n° 1 : prise de contact, premier entretien, anamnèse et première séance d'hypnose

L'anamnèse révèle très vite qu'Odette a été frappée par son mari pendant de très nombreuses années. Les coups, les gifles et les accès de colère de son époux ont commencé peu après leur mariage ! Néanmoins, Odette a continué à travailler comme "un vaillant petit soldat" à l'usine où elle était employée. Elle est incapable de me dire quand la dépression est apparue. Elle se souvient de baisses de moral, puis son mal-être semble s'être installé au fil du temps. Malgré un suivi psychologique, une hospitalisation en psychiatrie pendant sept mois (début de l'hospitalisation en décembre 2009) et une cure de trois semaines en maison de psychiatrie, son état ne s'est pas amélioré ; au contraire, selon elle, il s'est aggravé. Odette souffre également d'un diabète insulinodépendant.

Parmi les événements marquants, Odette cite une opération de diverticule, en 1998, et un accident de voiture survenu à deux de ses fils, en 1988, avec pour conséquence l'hospitalisation de l'un d'eux à la Salpêtrière. Bien que ses enfants se soient bien rétablis, elle vit toujours cet événement comme un choc ; elle y pense tous les jours.

Puis elle me parle de son mari qu'elle décrit comme quelqu'un de jaloux et qui travaillait beaucoup. Mais, surtout, pendant vingt-cinq ans, il l'a tapée. Elle dit que, maintenant, il est gentil, qu'il se sent coupable de ce qui est arrivé et qu'il aimerait qu'elle aille mieux. Mais, Odette ajoute : « Je lui en veux... J'ai peur. On dirait que j'ai toujours peur ». A la suite des événements traumatisants qu'elle a connus, notamment cette violence conjugale répétée pendant plus de vingt ans, la patiente présente probablement un ESPT qui n'a jamais été diagnostiqué.

Elle se plaint principalement d'angoisse et de dépression. Elle se sent seule, triste et a l'impression d'être comme "un boulet" pour sa famille, car elle ne sort plus et ne s'intéresse à rien. De plus, son mari lui reproche d'être devenue distante et de manquer de tendresse à son égard ! Odette ressent de la colère et, surtout, de la peur quand il s'approche d'elle (état de vigilance) ; elle sursaute facilement et pense toujours qu'il va à nouveau lui faire du mal. Par la suite, je remarquerai qu'Odette reste toujours vigilante, même en état d'hypnose. Elle se sent aussi très humiliée et ressent beaucoup de culpabilité. Mais, elle est incapable de m'expliquer en français pourquoi elle éprouve ce dernier sentiment. Elle ne relate pas d'autres événements marquants et déclare avoir été élevée dans une bonne famille avec une enfance plutôt heureuse. Le test d'hypnotisabilité oculaire de Spiegel (2) montre qu'elle est moyennement hypnotisable avec un score de 2 sur 5.

Ce premier rendez-vous se termine par une séance d'hypnose au cours de laquelle j'utilise l'induction de la relaxation progressive avec comptage. Avant de compter de dix à un, je donne la suggestion selon laquelle : « Elle pourra se relaxer un dixième de plus à chaque chiffre que je prononce... Ainsi, lorsque je compterai le chiffre cinq, elle sera déjà au moins deux fois plus détendue qu'à dix et, quand je dirai le chiffre un, elle sera dans un état de détente beaucoup plus profond que tout à l'heure ». Lorsque j'arrive au chiffre cinq, je répète la suggestion à la forme interro-négative de la façon suivante : « Cinq… et vous êtes déjà au moins deux fois plus détendue qu'à dix, n'est-ce pas ? » en faisant une courte pause. Régulièrement, je constate l'efficacité de cette suggestion chez la plupart de mes patients, et surtout chez les personnes anxieuses. Puis j'approfondis l'état hypnotique par le son de ma voix, les bruits de l'environnement, la respiration, l'image de l'escalier et l'évocation d'un souvenir agréable. Curieusement, Odette choisit le jour de son mariage !!! Je termine par les suggestions de renforcement du moi de Hartland (3). A la sortie de l'hypnose, elle sourit et déclare : « Je me sens bien » et elle ajoute : « J'ai compris tout ce que vous m'avez dit… ». J'ai enregistré la séance d'hypnose sur un CD et je lui recommande de l'écouter tous les jours.

b. Séance n° 2 - hypnose : induction par le training autogène, métaphore du Bulbe de Narcisse et suggestions de renforcement du moi

Nous consacrons dix minutes à l'entretien. Odette dit que, bien que rien n'ait changé, elle se sent en meilleure forme et qu'elle supporte plus facilement les médicaments qu'elle prend actuellement. Elle parle des enfants et du Portugal. Je remarque que sa tenue est particulièrement soignée et qu'elle semble aller mieux. Elle a écouté l'enregistrement de la séance d'hypnose, une fois chaque jour. Cela l'a détendue et lui a fait du bien.

Nous commençons la deuxième séance d'hypnose. La patiente s'installe confortablement, relève ses jambes et accepte le plaid que je lui mets sur les jambes pour qu'elle reste au chaud. Je débute de manière classique : lever les yeux vers le sommet du crâne, inspirer profondément et expirer en fermant les paupières. Elle se conforme à mes instructions. Puis je continue avec le training autogène pour l'approfondissement et j'obtiens le signal « Oui » avec l'index gauche qui se lève pour confirmer un état profond d'hypnose. Odette m'indique ainsi que tout va bien et qu'elle est agréablement détendue.

Pendant qu'elle est en hypnose et que je sais qu'elle est réceptive, je choisis de lui raconter l'histoire du Bulbe de Narcisse (4). Puis je continue avec des suggestions post-hypnotiques de renforcement du moi en insistant sur le fait qu'elle peut s'intéresser à ce qu'elle aime, aux personnes ou aux choses qu'elle apprécie, à la beauté des paysages ou des objets qu'elle regarde... mais, qu'elle peut aussi voir les situations d'une manière différente. Et j'ajoute des suggestions d'oubli : « Comme dans un rêve, vous pouvez vous rappeler, à propos du passé, tout ce qui est entièrement utile ou nécessaire pour vous de vous rappeler. Mais, de la même manière, vous pouvez aussi oublier tout ce que vous voulez ou tout ce que vous préférez oublier… Vous pouvez également choisir de vous souvenir de tout ce qui est entièrement agréable ou bénéfique pour vous dans votre vie et votre conscient peut savoir que cela a existé, pendant que l'inconscient s'occupe de faire le tri nécessaire, au rythme qui lui convient, aussi rapidement ou aussi lentement qu'il le juge utile... ». Comme à son habitude, Odette se réveille vite et déclare que : « Ça va bien. Je vous entendais de loin. J'ai tout entendu et j'ai bien écouté ». Et elle ajoute que, par moments, elle avait l'impression de partir et de s'assoupir. Je termine la séance en lui donnant une tâche à faire chez elle : écrire tous les événements importants de sa vie, aussi bien positifs que négatifs, et de m'apporter cette liste au prochain rendez-vous. Je précise qu'elle peut les écrire en portugais si c'est plus facile pour elle. Je lui remets également les trois questionnaires d'évaluation suivants :

TAG (Trouble Anxiété Généralisée), l'inventaire de dépression de Beck et les schémas de Young et de Klosko (5).

c. Séance n° 3 : Thérapie du Champ Mental (TCM) et séance d'hypnose avec les suggestions de renforcement du moi de Torem

Odette me rapporte les questionnaires qu'elle a remplis avec l'aide de sa fille. Celui de Beck révèle un score à plus de 40, ce qui indique une dépression élevée. Elle a écouté l'enregistrement de l'histoire du Bulbe de Narcisse qu'elle a beaucoup aimée. La pratique de l'hypnose, avec l'aide du CD du dernier rendez-vous, l'a profondément détendue. Cependant, elle s'inquiète au sujet de sa fille qui « prend tout sur elle ».

Dans cette séance, j'emploie la Thérapie du Champ Mental, de Roger Callahan, que Varma enseigne dans le séminaire intitulé : *Techniques de la psychologie de l'énergie*. Je commence par lui montrer la correction de l'inversion psychologique massive en frottant le point sensible sur le côté gauche de la poitrine, dans le sens des aiguilles d'une montre, et en disant trois fois de suite à haute voix : « Je m'aime et je m'accepte complètement et profondément avec toutes mes limites et avec tous mes problèmes ». Puis je poursuis avec l'algorithme complet pour l'angoisse, pour la dépression et pour le mal-être profond. Initialement, le Sud's pour la tristesse est au maximum : 10/10. Le tapotement des points des méridiens va très rapidement le faire baisser. Je continue avec le déplacement du regard du sol au plafond et avec l'ancrage de la croyance positive : « Je suis forte ».

Je termine par une nouvelle séance d'hypnose dans laquelle j'utilise l'induction par la relaxation progressive, l'approfondissement et les suggestions de renforcement du moi de Torem pour traiter la dépression (6). Au réveil, Odette se sent bien et très relaxée. Elle a envie d'en finir avec cette situation, d'aller mieux et de sortir à nouveau avec son mari. Je lui recommande d'écouter à nouveau l'enregistrement de cette séance d'hypnose, une fois par jour, jusqu'à notre prochain rendez-vous.

d. Séance n° 4 : techniques d'acupression TAPAS (TAT) et Be Set Free Fast (BSFF)

La patiente a suivi mes conseils concernant l'enregistrement. Mais, depuis la dernière séance, il s'est produit un fait nouveau et positif : elle a fait l'expérience de rester seule chez elle, du lundi au samedi, en se sentant plutôt bien. « Je commence à m'habituer », me dit-elle. A la maison, elle s'occupe, fait de la couture et tricote des châles pour ses petits-enfants en l'absence de son mari qui est un membre actif à la Croix-Rouge. Le dimanche, ils restent ensemble et vont à la messe tous les deux.

Au cours de cette séance, elle évoque une relation amicale que, pendant plusieurs années, son mari a eu avec leur voisine avec qui il allait au thé dansant, le dimanche après-midi, tandis qu'Odette restait seule chez elle, pleurant sur son sort. Elle se plaint aussi d'un problème de constipation et de spasmes dans l'abdomen.

J'utilise la technique d'acupression TAPAS (TAT) pour traiter le premier souvenir où son mari l'a frappée, environ deux semaines après leur mariage. Odette est en colère, se

sent triste et ressent ce malaise dans le ventre à 8/10 sur le Sud's.
Le protocole de TAT commence par l'intention de guérir qui est suivie par neuf étapes. A chacune d'elles, la patiente doit garder l'annulaire et le pouce d'une main des deux côtés de la base du nez et le majeur sur le troisième œil, l'autre main étant placée sur la nuque. Dans cette position, appelée la pose TAT, Odette doit répéter une série d'affirmations. En premier, je lui dis de penser à l'image de l'événement ainsi qu'à toute la gêne physique et émotionnelle qu'elle suscite. Et je continue avec les étapes suivantes du protocole de TAT. Je lui demande de dire deux fois de suite chaque phrase correspondant à chaque étape. Je fais toujours prononcer chaque phrase deux fois aux patients, car je constate que, la seconde fois, ils font moins d'effort pour la retenir et qu'ainsi ils peuvent mieux se concentrer sur la résonnance de la phrase et des mots à l'intérieur d'eux-mêmes. De ce fait, l'état modifié de conscience, qui se développe au cours de la séance de TAT, est plus profond. Odette réagit très bien et, dès la seconde étape, montre des signes de relaxation. Quand elle prononce l'affirmation correspondant à cette étape : « C'est arrivé ; ça va, je peux me détendre maintenant... », je remarque le ralentissement de son rythme respiratoire.

A l'étape trois, elle déclare : « On dirait que tout s'oublie ». A l'étape quatre, elle me précise : « On pense à tout et tout s'échappe, c'est bizarre ». L'étape cinq, celle du pardon, est plus difficile. Elle ressent beaucoup de colère. Je lui fais faire alors le BSFF (Be Set Free Fast, de Larry NIMS), deux fois de suite, et la colère se dissipe. Nous pouvons continuer. A l'étape six, elle m'annonce que tout va très bien.

A l'étape sept, le Sud's est tombé à quatre. Pour accélérer la désensibilisation, j'effectue alors une correction de l'inversion psychologique en demandant à Odette de tapoter le tranchant d'une de ses mains tout en disant trois fois : « Je m'aime et je m'accepte complètement et totalement même si je garde encore un peu de ce problème ».

L'étape huit est le moment de la résolution. Par intuition, je lui pose la question suivante : « Vous ne voulez, sans doute, ni quitter votre mari, ni divorcer, n'est-ce pas ? ». Odette répond non. Je continue en lui demandant ce qu'elle souhaiterait comme changement. Et elle me dit : « Je choisis d'être libérée du passé ». Aussitôt, j'ancre et je renforce cette croyance positive par la technique des quatre points en lui demandant de tapoter, à l'aide des doigts d'une main, le milieu du sternum, le creux du menton, le dessous du nez et le milieu du front tout en prononçant cette affirmation à haute voix. A la fin de la séance de TAT, Odette se sent apaisée.

e. Séance n° 5 : stimulations alternatives hypnotiques®, ancrage d'une image ressource et utilisation de la « force intérieure » en hypnose

Odette arrive toujours très soignée. Elle a constaté plusieurs changements positifs, à part un seul jour où elle a pleuré. Elle s'est remise à faire de la couture ; après dix ans de silence, sa sœur cadette lui téléphone à nouveau régulièrement. Ce rapprochement la console et lui change les idées. Elle s'écrie qu'elle a l'impression d'avoir déjà oublié son passé. « C'est comme si ça ne s'était pas passé. Je suis contente, c'est parti ! », me dit-elle. Bien évidemment, je ne m'attendais pas à un changement aussi rapide chez Odette. Elle précise qu'elle « revoit également le jour », car elle sort à nouveau de chez elle, un peu plus chaque jour, et voit des gens ! Par rapport à son mari, elle m'informe qu'elle se sent beaucoup mieux, même bien. Et quelquefois, elle accepte qu'il lui fasse un bisou ou une caresse.

Pour cette séance, j'ai recours aux stimulations alternatives hypnotiques® pour ancrer une ressource positive en vue d'un renforcement du moi avant de travailler sur des événements désagréables du passé. Odette choisit l'image suivante : sur un écran de télévision, elle voit son petit-fils qui court vers elle, qui saute dans ses bras, plein d'amour, et qui lui crie : « Mamie, tu es la meilleure du monde ! ». A l'évocation de cette image, elle ressent beaucoup de joie et d'amour. Elle me dit qu'elle aimerait le voir quand il sera grand. Avec trois séries de stimulations bilatérales sur les cuisses, nous ancrons cette image ainsi que la joie qu'elle éprouve partout dans son corps. Puis je lui demande d'associer cette image à la phrase symbole : « Je me sens bien » et je renforce cette association à l'aide de stimulations auditives. Odette a la tâche de se concentrer plusieurs fois par jour sur cette image en se répétant mentalement cette affirmation, trois fois de suite. Ensuite, je termine par une séance d'hypnose où je l'aide à accéder à sa « force intérieure » (7).

f. Séance n° 6 : clôture

C'est notre dernière séance. Odette m'annonce qu'elle va bien. Elle a mis tout son passé de côté ! Elle a pardonné à son mari, car il s'est senti coupable de ce qu'il avait fait ; elle sait que maintenant elle est forte et qu'elle ne se laissera plus faire. Sa relation avec son époux s'est beaucoup améliorée. Elle sort et elle se sent mieux même sur le plan digestif. Elle a diminué les doses de son antidépresseur et elle me dit : « Il y a longtemps que je ne me suis pas sentie aussi bien. Mon mari est content. Pour moi, c'est un miracle ; c'est grâce à l'hypnose ».

III. CONCLUSION

Bien que très brève, cette thérapie semble avoir suffi et avoir répondu à l'attente d'Odette et de sa famille, en particulier à celle de son mari et de sa fille, puisque, dans un premier temps, elle est parvenue à mieux accepter sa solitude qui répondait davantage à un besoin de protection que de rejet ; dans un deuxième temps, elle a appris à apprécier le fait d'être seule chez elle grâce à l'écoute des enregistrements d'hypnose qu'elle vivait « comme ses moments à elle ». Ensuite, elle a retrouvé l'envie de sortir de chez elle et de voir du monde, se sentant ainsi moins dépendante de son mari. Enfin, elle est redevenue utile aux membres de sa famille, notamment à ses petits-enfants dont elle est la grand-mère préférée. La relation entre elle et son mari s'est bien améliorée et je suis persuadée qu'au fond d'elle-même une partie d'elle souhaitait se rapprocher de lui. Et désormais, elle se sent en sécurité et plus forte que lui. Elle a pu également diminuer la consommation de certains médicaments et a mieux supporté l'antidépresseur qu'elle prenait. Enfin, elle a constaté une amélioration au niveau de sa digestion.

Plus d'un an après la fin du traitement, j'ai appris, par l'intermédiaire de sa fille qui est revenue me voir pour sa fillette de sept ans, qu'Odette allait toujours bien. Elle m'a expliqué comment sa mère gérait efficacement toute baisse de moral occasionnelle : « C'est incroyable, il suffit qu'elle écoute l'un de vos CD et ça repart ! ».

Références :

1. AMERICAN PSYCHIATRIC ASSOCIATION, MINI DSM-IV, *Critères diagnostiques* (Washington, D.C, 1994). Traduction française par J.D. Guelfi et al. Paris : Masson, 1996, pages 209-211.
2. SPIEGEL H., SPIEGEL D., *Trance and Treatment – Clinical Uses of Hypnosis*. Second edition, Washington, DC: American Psychiatric Publishing, Inc., 2004.
3. HARTLAND J., « The value of "ego strengthening" procedures pior to direct symptom removal under hypnosis » in *The American Journal of Clinical Hypnosis*, vol. VIII, n°2, 1965, pages 89-93. Tr. fr. "Suggestions de renforcement du moi" in HAMMOND D.C., (ed.), *Manuel des métaphores et suggestions hypnotiques*. Bruxelles : Satas, 2004, pages 143-144.
4. VARMA D., « Le Bulbe de Narcisse » d'après WALLAS L., 1985, in manuel du séminaire : *Traitement de la dépression*, chapitre VIII, 1999.
5. YOUNG J., KLOSKO J., *Reiventing Your Life*. New York: Dutton, 1993. Tr. fr. *Je réinvente ma vie*. Montréal : Editions de l'Homme, 1995.
6. TOREM M.S., "Hypnosis in the Treatment of Depression" in WESTER W.C. (ed.), *Clinical Hypnosis - A Case Management Approach*. Cincinnati, Ohio: Behavioral Science Center, 1987, page 295. Tr. fr. VARMA D., « Renforcement du Moi » d'après TOREM M.S., in manuel du séminaire : *Psychothérapie hypnotique*, chapitre VIII, 1995.
7. FREDERICK C., McNEAL S., "From Strength to Strength: "Inner Strength" with Immature Ego States" in *The American Journal of Clinical Hypnosis*, vol. 35, n° 4, April 1993, pages 251-252. Tr. fr. in Varma D., *Fondements de l'hypnose éricksonienne*. Manuel du séminaire, chapitre XVII, 1998.

AUX SOURCES DE LA DYNAMIQUE INCONSCIENTE : LE RÊVE, TÉMOIN ET ALLIÉ

Marie Christine KRAMARENKO

« Je suis dans une maison inconnue – sereine – dans une réunion de famille. Tout se passe bien. Des coups de revolver sont tirés à l'extérieur. Ceux qui sont avec moi prennent aussi des armes et tirent aussi. Je me sens protégée par ma famille… Mais, lorsque je me retourne, je me rends compte que c'est ma famille qui me tire dessus et que les gens de l'extérieur sont venus me délivrer. Je suis obligée de tirer sur ma famille pour survivre. » Après avoir évoqué son rêve, Aline, en pleurs, me dit : « C'est l'histoire de ma vie ! ».

Voici le rêve d'Aline. Le rêve est donc bien d'abord un vécu et nous ne pouvons l'étudier valablement qu'en partant de là, à partir de sa subjectivité.

En premier lieu, la patiente me consulte pour des relations conflictuelles avec son fils qu'elle ne voit plus. Il lui reproche, alors qu'elle est professionnelle de santé, de n'avoir rien anticipé du cancer qui rongeait son mari et dont il est décédé. Elle ne voit son fils que deux fois par an et : « C'est une épreuve ! », me dit-elle. Les deuils émaillent sa vie : celui de sa plus jeune fille et celui de son mari. Et le contenu du rêve (« Ceux qui doivent me protéger, me trahissent et se retournent contre moi ») constitue le reflet de son enfance difficile. Son père l'a quasiment séquestrée quand elle était adolescente. Après le décès de ce dernier, son frère l'a accusée de la mort de leur père et sa sœur lui a reproché d'avoir pris la décision de le placer en maison de retraite. Très succinctement,voici posée la scène du drame qui se noue pour Aline et la dépression qui est présente dans sa vie - score de 36 sur l'échelle de dépression de Beck (1). Les schémas (2) ont également des scores très élevés, notamment celui d'Exclusion (50), de Méfiance et abus (45) et de Carence affective (43).

Et ce rêve exprime de manière limpide ces trois schémas. Il nous en donne un raccourci saisissant : le sentiment de trahison, l'isolement lié au sentiment d'abandon, la violence présente, la colère et la nécessité de « prendre les armes » ainsi que le comportement de lutte pour s'en sortir et pour tenter de vaincre la dépression... Ce rêve est produit au début de la thérapie quand nous commençons à travailler la relation avec le père. Vu sa dépression, je prends le parti de ne pas explorer tout de suite la vie intra-utérine, puisque le Moi de la patiente me semble trop fragile. Le rêve est présent ici comme une représentation et il révèle l'aspect pulsionnel et agressif de la relation au père, symbolisé par la violence et par les armes utilisées dans le rêve. Aline se défend en prenant les armes. Ce qui est intéressant, c'est qu'elle entend des coups de feu à l'extérieur comme si la violence avait lieu au dehors, alors que c'est dans la maison - où tout semble aller bien - que la violence est exercée et retournée contre elle, dans des figures familiales introjectées. Personne (ni sa mère, ni son frère, ni sa sœur) n'a jamais pris parti pour elle, ne l'a jamais défendue et n'a jamais reconnu le sort qui fut le sien, bien au contraire. Elle a vécu sous le sceau du silence et en veut surtout aux hommes.

Nous sommes en droit de penser - ce que je n'ai pas dit à ma patiente - que le Moi est représenté par la maison et que les choses se jouent à l'intérieur..., alors que l'aide vient de l'extérieur, du dehors. Ce rêve peut également représenter le travail qui s'effectue en thérapie, les forces positives et les ressources saines mobilisées dans le lien thérapeutique. Cette réalité sera d'ailleurs exprimée par un autre rêve, qui sera cité plus loin, alors que nous aurons travaillé "en profondeur" le problème lié au père. Aline peut obtenir de l'aide de l'extérieur, car, en réalité, ce n'est pas l'extérieur en lui-même qui est menaçant.

Aline doit aborder sa part d'Ombre, archétype de l'inconscient collectif agissant sur la pensée et sur le comportement de l'homme, c'est-à-dire la part refoulée d'elle-même - son agressivité et sa colère vis-à-vis des hommes - non conscientisée. Le psychothérapeute et sage occidental K.G. Dürckheim (3) considère l'Ombre (je rappelle que le terme est de Jung) comme un ensemble de forces et de puissances qui obstruent le chemin. Tout ce qui est entre soi et le vrai soi-même se trouve dans l'Ombre. En niant l'Ombre, l'individu s'identifie à une image qu'il prétend être ou qu'il voudrait concrétiser. Quant à Aline, elle accepte cette rencontre avec les forces agissant en elle dans ce processus d'intégration. A ce moment précis de la thérapie, certains patients peuvent interrompre de peur de rencontrer cet aspect d'eux-mêmes qui se projette alors aisément sur les autres. Il importe d'accepter de reconnaître que nous sommes pleins d'agressivité, de colère, de désirs et d'envies ! Reconnaître aide déjà à faire tomber l'Ombre sur une surface stérile.

Dans ce travail autour du rêve, je m'inspire plus particulièrement des apports de Carl Gustav Jung (1875–1961). En effet, le psychiatre suisse va, au regard des découvertes de Sigmund Freud (1856-1939) qui fut son mentor, ouvrir plus largement la compréhension du rêve.

Le rêve est conçu comme une expérience privilégiée et comme un moment de dilatation sur un monde inconnu, avec l'idée que la psychologie doit considérer l'âme en tant que réalité immatérielle et transcendante. Le rêve n'est pas uniquement un produit du refoulement.

Dans ce mouvement de l'âme, le rêve est à la fois l'orchestrateur et le témoin de la tragédie qui se noue et que nous nous emploierons à transformer et à transmuter en intégration positive à l'intérieur de la psyché. Lorsqu'Aline le verbalise, le rêve est encore très chargé d'affects et il montre la répétition de mécanismes inconscients remontant à l'enfance, mais nous pouvons aussi apercevoir qu'il porte déjà en lui des facteurs de changement. Nous allons donc utiliser la voie qu'indique le rêve, c'est ce que nous ferons en l'utilisant comme allié avec les stimulations alternatives hypnotiques®. Lors de ce travail, en séance d'hypnose, la rêveuse éprouve à nouveau la peur, la terreur et le sentiment d'impuissance, affects liés au rêve, qu'elle transforme d'ailleurs en différentes croyances positives : "Je peux trouver de l'aide ; je peux me défendre".

Ce rêve représente un des noyaux centraux de la problématique d'Aline. Il faudra donc consacrer quatre séances de stimulations alternatives hypnotiques® pour travailler sur ce songe afin de libérer la patiente de la charge d'affects négatifs, tout en continuant à avancer sur la figure paternelle, la vie fœtale, la naissance et la relation à la mère. Puis, pour aider le processus d'intégration, je lui propose de laisser l'Inconscient trouver une image positive et une issue favorable pour le rêve. Je rappelle que, dans ces séances de travail, la patiente est en hypnose et, de ce fait, reste aisément connectée à son univers inconscient. Elle se voit au-dessus du groupe, dans une position de domination, avec les pleins pouvoirs : "Mes yeux et mes mains réfléchissent les attaques des agresseurs". Elle connaît donc un sentiment sain de force et de paix. Je pratique les stimulations alternatives hypnotiques® avec la nouvelle image et avec le mot force qui lui vient spontanément à l'esprit : cet aspect vient équilibrer le sentiment d'écrasement, d'impuissance et de l'imminence de l'anéantissement. A la fin de cette séance particulière, Aline se sent apaisée et pleine de force. Ce rêve nous a été un précieux allié pour travailler ce qui concerne les sentiments d'exclusion, d'impuissance et d'abandon. De jour en jour, Aline se sent mieux et peut revoir son fils en étant détachée ; cette nouvelle attitude l'inquiète, tant ses réactions ont changé.

Parallèlement à ce travail sur le premier rêve, Aline produit d'autres rêves que je cite ci-dessous, d'après leur chronologie. Jung préconise de toujours regarder une série de rêves, que ce soit une série de songes d'une même nuit ou des rêves faits sur plusieurs nuits. Ce qui est à noter, c'est que les rêves significatifs, rapportés par les patients, apparaissent le soir même de la séance ou très peu de temps après ou la veille du rendez-vous avec le thérapeute.

J'aimerais vous rapporter aussi trois autres rêves riches d'enseignements sur le chemin de la transformation intérieure. Très rapidement, ces rêves permettent de témoigner de la dynamique inconsciente qui s'installe.

Le travail sur le premier rêve déclenche la production onirique suivante rapportée par Aline : "Je suis chez une amie. Je suis assise sur ses toilettes qui sont installées sur la porte d'entrée du salon. Elle est assise sur des toilettes qui sont posées sur la porte-fenêtre de son salon. Nous avons toutes les deux la diarrhée. Nous sommes prises d'un fou rire incoercible… Un très bel arbre est près de ma maison. Je le trouve un peu près et décide de le couper, même s'il est magnifique. Je le coupe et m'aperçois qu'il est creux, vide et pourri. Il allait s'abattre sur la maison."

Nous pouvons dégager rapidement de ce rêve qu'un travail d'élimination est en cours : la patiente est assise sur les toilettes, dans le salon de son amie. Cette dernière est celle avec qui elle échange et partage les problèmes ainsi que la douleur de leur vie respective. Le songe propose ici une autre possibilité d'être : nous pouvons rire aussi. Ce processus d'élimination va dégager une énergie plus saine. Il témoigne de la distance bénéfique qu'il nous est possible de prendre face aux événements et aux souffrances de l'existence. Nous pouvons partager autrement. Nous sommes capables de dépasser les épreuves et de retrouver la vitalité en puissance contenue dans le rire qui est aussi un affect spontané et involontaire. La rêveuse parle de fou rire incoercible. Et nous pouvons aussi voir cette notion dans la diarrhée dont est prise la rêveuse et c'est comparable au rire, en ce sens que nous ne le contrôlons pas : c'est un vrai lâcher prise. Nous laissons faire, si je puis dire. Nous pouvons nous étonner aussi que l'Inconscient ait placé les toilettes en vue, exposant ainsi les protagonistes dans un lieu destiné aux échanges sociaux et familiaux. C'est quelque chose qui n'est plus caché, mais qui est mis au grand jour. L'endroit est aussi un lieu de passage, une porte-fenêtre séparant le dedans et le dehors ; le choix de cet emplacement peut nous incliner à penser qu'il s'agit du stade anal du développement de l'enfant qui se situe entre un et trois ans. C'est la période où l'enfant se concentre sur la région rectale, découvre le contrôle des sphincters et éprouve du plaisir en exerçant sa volonté dans la rétention ou dans l'expulsion des matières fécales, cette dernière action étant considérée comme une manifestation de l'agressivité. Et cela est tout à fait cohérent par rapport à la problématique de la rêveuse. Quant à l'arbre, il peut évoquer la nécessité de trancher ce qui est pourri, malgré les apparences trompeuses. Nous pouvons rapprocher ce message, du premier rêve où, apparemment, tout va bien, mais où tout s'avère être absolument faux. Et nous verrons que ce thème réapparaîtra au début du songe suivant.

Pour le deuxième rêve, je précise que, seulement, certaines pistes d'interprétation ont été proposées à la patiente rêveuse. Autrement, il aurait fallu consacrer une séance entière à l'analyse de ce songe. Le rêve dépasse bien ces quelques tentatives d'éclairage.

Après l'analyse du second rêve, l'activité onirique se poursuit. Aline me raconte le songe suivant : "Il fait une journée splendide. Je suis chez moi. Un gros glaçon tombe soudain du ciel et s'abat sur ma maison. Il fait un énorme trou dans la toiture, dans la cuisine et arrive au sous-sol. Il se met à pleuvoir et il faut que je bâche le toit. Je ne trouve personne et je suis obligée de le faire seule… J'ai une voiture rouge, il y a des travaux et je suis détournée dans un goulet à cause de ceux-ci. Soudain, il y a une coulée de boue. Je monte sur les bords du goulet pour ne pas être ensevelie. Je regarde la coulée de boue avant de pouvoir repartir avec ma voiture."

Le travail de restauration ne peut se faire qu'en comptant sur ses propres forces… comme s'il fallait tout déchirer et passer au travers de toutes les strates de la conscience pour arriver au sous-sol et aux fondations. Et Aline dispose de l'énergie pour avancer, symbolisée par la voiture rouge qui est en liaison avec la couleur du sang et de la vie. Cette couleur évoque une voiture dynamique et sportive. Cette image reflète la force et, même si les menaces sont encore là comme dans la première partie du rêve, la patiente peut compter sur ses ressources internes pour pouvoir repartir sans dommage.

Après cette troisième séance sur le rêve, Aline me rapporte le songe suivant : « Je veux me doucher, mais je ne peux pas me déshabiller. Je veux me laver les mains, mais les bagues que je porte à tous les doigts me retiennent. Elles sont lourdes et font tomber les mains… Je suis dans une émission de télévision, dans un débat public. Je me trouve dans le public. Les deux parties sont mal représentées. Il y a deux personnes d'un côté et une de l'autre. Je me positionne avec celle qui est seule. A ce moment, une petite fille fait un malaise et n'arrive pas à respirer. Je vais vers elle. Il faut effectuer une trachéotomie. Je n'ai rien. Je prends une aiguille et je procède à la trachéotomie. Elle revit. »

La première partie du rêve met en relief un sentiment d'impuissance. Le songe est le témoin de la difficulté de la patiente à laisser aller ce qui veut être transformé par l'eau qui « lave » et qui « purifie ». La rêveuse ne peut pas enlever ses vêtements et est incapable de se mettre à nu, car elle est peut-être encore trop vulnérable et trop méfiante. Le vêtement symbolise également le fait de passer du connu à l'inconnu : c'est une métaphore que j'ai déjà employée avec Aline lors d'une séance d'hypnose où il était question d'enlever ses vieux vêtements pour en revêtir d'autres représentant le vrai Moi. Les bagues, quant à elles, semblent également indiquer ce qui retient encore et qui relève de l'ordre du lien. Il aurait été intéressant de poser la question suivante à la rêveuse : « Quelles sont ces bagues et à quels doigts les portez-vous ? ».

Et cette production onirique me rappelle un rêve relaté dernièrement par une patiente souffrant d'angoisse, de migraine et d'autres malaises psychosomatiques. Elle me raconte le rêve suivant : "La bague de ma grand-mère se casse et les diamants tombent par terre. Ma mère est désemparée. Je cherche à les rattraper, puis je me dis que ce n'est pas grave". Quand j'interroge la patiente, elle me dit que la bague de sa grand-mère est à l'annulaire où elle portait son alliance. Son mari l'ayant trompée, elle l'a enlevée et l'a remplacée par la bague de sa grand-mère maternelle. En la questionnant davantage j'apprends que sa mère l'a quasiment offerte - la patiente enfant - à sa propre mère qui était dépressive. En quelque sorte, la patiente était le médicament antidépresseur de la grand-mère. Le rêve suggère donc de rompre ce lien précieux avec l'aïeule aimée, mais qui distille encore de l'angoisse chez la patiente… En se penchant sur ce rêve, elle prend aussi conscience qu'elle a été utilisée et manipulée, ce que confirme le schéma Assujettissement, qui avec un total de 33 points, présente le score le plus élevé de tous les schémas qui la concernent.

Quant à Aline, que faut-il qu'elle laisse pour pouvoir se laver les mains ? Pensons à l'expression : "S'en laver les mains" qui signifie que : "Je ne suis plus responsable" et que : "Je ne m'occupe plus de cela". Donc, nous revenons sans doute à l'idée de couper les liens négatifs entretenus avec les autres pour ne pas subir l'exclusion ressentie douloureusement (père, frère, sœur, mari, enfants…) et pour qu'Aline puisse enfin être libre de son histoire.

Et la suite du rêve nous montre la constitution d'un chemin de résolution : un équilibre est à rétablir face à l'injustice et un travail parallèle avec les états du moi est en train de se faire. Une partie forte de la personnalité vient littéralement sauver la petite fille agonisante qui ne peut plus respirer. Du secours arrive. L'enfant peut être sauvée « avec les moyens du bord ». Dans l'urgence, la patiente a la force et les ressources pour aider la partie enfant en détresse. Notons que le terme trachée a la même étymologie grecque que le mot tragédie. Rappelons qu'Aline a été infirmière… et ce fait nous amène à nous poser la question de sa vocation thérapeutique et, de façon plus générale, à nous interroger sur le point suivant : « La vocation thérapeutique ne serait-elle pas une tentative de nous sauver et de nous guérir nous-mêmes, en premier lieu ? ».

Ici, je précise bien que ces quatre productions oniriques, rapportées de façon succincte pour la cause de cette courte communication, pourraient être développées sur plusieurs séances dans une analyse classique. En effet, le rêve se lit à plusieurs niveaux. Il n'y a pas qu'une interprétation. Celle que je donne sert mon propos et je ne perds pas de vue que le rêve est un phénomène complexe qui relève d'une combinaison d'approches multiples. Comme pour toute chose, il est important d'éviter l'unilatéralité et le rêve se travaille essentiellement avec l'autre.

Donc, dans cet exposé, je me suis concentrée sur ce que le rêve peut nous apprendre sur le travail en cours ainsi que sur le fait qu'il peut s'avérer un précieux allié pour la résolution de complexes, puisque nous pouvons retisser la trame onirique. La personne est plongée dans un état particulier d'ouverture, entre la veille et le sommeil. Dans cet état modifié de conscience, elle va pouvoir se connecter à nouveau aisément et naturellement au songe. Ainsi, elle peut reprendre le fil du rêve afin de transformer l'affect douloureux et désagréable associé au songe en un affect de force et de maîtrise, concourant ainsi à renforcer le Moi fragile et défaillant.

Comme le signale Françoise Parot, Freud entend par matériaux du rêve :

- « "Les restes diurnes" : résidus de la vie quotidienne qui sont utilisés dans le travail de travestissement du contenu manifeste (par opposition au contenu latent véritable du rêve) ;
- le matériel somatique : l'excitation provoquée par des stimuli qui surviennent à l'intérieur ou à l'extérieur pendant le sommeil.

Puis les matériaux plus anciens :

- les traces mnésiques anciennes : ces traces d'événements du passé infantile à forte charge émotionnelle, souvenirs archaïques, ressurgissent dans le rêve. Cependant, elles sont difficiles à reconstituer, car ces traces sont souvent, dans le psychisme, recouvertes par ce que Freud nomme des "souvenirs-écrans" fortement mémorisés, au contenu toujours anodin, et qui sont en fait eux-mêmes le résultat d'un travail de travestissement des événements réels » (4).

Je m'interroge ici sur le fait que, pour décrire certaines situations douloureuses de la vie, le rêve n'a pas besoin d'utiliser - dans nombre de cas - ce type de travestissements dont parle Freud. Et pourtant, ainsi que le démontre Aline, lorsque l'on rappelle le contenu du rêve, celui-ci est fortement chargé émotionnellement.

Pour Freud (5), le rêve prouve qu'un inconscient est constitué de refoulés qui ne parviennent à s'exprimer qu'en envoyant des signes dans la vie consciente ou subconsciente et le moins contrôlé de ces signes semble être le rêve. Ce dernier est une expérience normale et une manifestation naturelle de l'inconscient, mais il représente aussi l'expérience la plus proche de la névrose, la manifestation la moins contrôlée par la conscience et il est, selon la fameuse phrase : « La voie royale qui mène à la connaissance de l'inconscient ». Freud veut mettre en place une véritable science des rêves et le « travail du rêve », selon son expression, est la mise en scène d'un noyau d'affects traumatiques. Et il considère que ce noyau est toujours le même chez un même rêveur.

Le père de la psychanalyse va utiliser la méthode de la libre association pour aider à découvrir les complexes qui ne sont pas nécessairement en rapport avec le rêve. Mais, cette méthode peut mener loin de la production onirique.

Le psychiatre suisse C.G. Jung va, quant à lui, s'attacher à rester dans l'orbe du rêve et à y revenir. D'ailleurs, il précise : « Le rêve (…) est un phénomène naturel et qui ne procède pas de la volonté. On ne peut l'expliquer par une simple psychologie de la *conscience*. La fonction qui le détermine ne dépend en effet ni de la volonté, ni des souhaits, ni des projets ou des buts du Moi humain » (6). Cette dernière phrase nous indique que quelque chose d'autre est à l'œuvre, sur une autre scène, dont la conscience diurne n'est pas encore avertie. Mais, la signification attribuée au rêve naît du travail de coopération entre le thérapeute et le patient.

L'intérêt d'étudier le rêve dans le cadre d'une séance de travail thérapeutique, que l'on pratique l'hypnose ou la psychanalyse, c'est qu'il est porteur d'un message pour le patient rêveur. Le songe constitue également une sorte de cartographie du monde intérieur de la personne, nous éclairant sur le processus dynamique à l'œuvre dans l'inconscient dont le but est l'intégration de la personnalité ou l'individuation.

En tant que reflet de l'activité psychique et comme le consigne Jung : "Il y a lieu de prendre au sérieux le contenu du rêve, de lui conférer la dignité du réel et de l'accueillir dans l'attitude consciente comme facteur codéterminant" (7). Nous allons donc pouvoir l'utiliser au même titre que les événements passés, dits réels.

Ainsi, je vais vous présenter un autre exemple pour étayer ce propos. Il s'agit de deux rêves rapportés par François dont la problématique est liée à la dépression avec une perte d'orientation dans sa vie. Là aussi, le rêve est produit au début de la thérapie : "Une araignée tisse un fil sur ma main. Je la chasse. Elle tisse un fil vers mon épaule. Je la chasse et je me réveille". Il est angoissé en me racontant le songe et, quand je le laisse associer, il me relate un autre rêve fait en 2011, antérieur à notre rencontre : "Je suis prisonnier d'un cocon d'araignée. Elle vient sur moi". François me dit qu'il est, en quelque sorte, le « garde-manger » de l'araignée. Je précise que nous sommes aux prises avec un travail sur la figure maternelle qui est négative, étouffante et manipulatrice.

Dans cette production onirique du début du traitement de François, le rêve se révèle être témoin de ce qui est déjà à l'œuvre et que la conscience ignore encore : cette transformation alchimique intérieure. Nous pouvons déceler ici le changement qui se produit chez François. En effet, avant la thérapie, il se trouve dans une position de totale impuissance face à la Grande Mère dévorante. Mais, grâce au travail sur les traumatismes concernant la relation à la mère, il va trouver la force de sortir de la matrice, de se différencier et de se libérer progressivement de l'emprise mortifère de la figure maternelle qui menace de l'annihiler. J'attire son attention sur la modification intervenue entre les deux rêves. Cette prise de conscience calme instantanément son angoisse. Certes, l'image est encore chargée, ce que nous découvrirons au fur et à mesure du travail thérapeutique, mais François expérimente l'autonomie, sort aussi dans le quotidien d'une spirale d'échecs, prend son destin professionnel en main en acceptant les difficultés rencontrées sans retomber dans la dépression et envisage de quitter la maison familiale... Depuis notre rencontre, il n'a plus connu de crise d'épilepsie.

Comme l'évoque Elie G. Humbert, psychanalyste et fondateur des *Cahiers jungiens de psychanalyse* : "Si la composition du rêve, ses lieux, ses objets et ses personnages et certaines de ses actions projettent des schèmes inconscients analogues à des mécanismes répétitifs, les événements inattendus, qui surviennent, montrent, eux, la nature et l'orientation des processus en cours. L'investigation analytique permet généralement de prendre conscience des premières, mais la connaissance du jeu des dynamismes inconscients, au-delà de leur répétition et dans leur actualité originale, est rarement accessible en dehors de l'interprétation des rêves" (8). Grâce au rêve, le thérapeute va pouvoir offrir un miroir de ce qui se joue sur la scène inconsciente et éclairer le patient rêveur sur les processus de résolutions de complexes qui se mettent en place. Un peu plus tard, au cours de la thérapie, Aline produit un nouveau rêve : "Je suis chez vous et je vous dis que je ne rêve plus. Vous me répondez que ce n'est pas grave et qu'il faut laisser les rêves venir seuls. Immédiatement après, je commence un rêve où je suis dans la maison de mon enfance en train de ranger le désordre. Une voiture avec chauffeur s'arrête devant la porte de la cour et je regarde par la fenêtre. Le chauffeur ouvre la porte de la voiture et l'homme qui en descend est mon père. Je me dis qu'il n'y a rien à faire puisqu'il est mort. Je ferme la porte à clef pour être sûre qu'il n'entre pas. Je le laisse partir par la porte de derrière".

Compte tenu de la richesse de l'expérience onirique d'Aline, je l'ai informée de ma démarche de recueillir ses rêves pour les présenter dans une communication. Le rêve exprime un lien thérapeutique basé sur la confiance, sur la permission et sur l'acceptation inconditionnelle de la part du thérapeute. De la même manière, en hypnose, dans le lâcher prise, une autre dimension peut s'exprimer face à l'acceptation de tout ce qui est là.

La voiture avec chauffeur indique qu'un personnage important arrive, mais la rêveuse n'est plus terrorisée par ce père écrasant, car il est mort. "Je ferme la porte à clef ", c'est-à-dire que je prends la décision de me protéger. Je choisis. Je ne subis plus, ce qui marque une évolution positive. "Je le laisse partir par la porte de derrière" ; il part par la petite porte. Il peut continuer son chemin, la patiente n'est plus identifiée à la relation négative au père. Et les morts retournent au royaume des morts et n'ont plus à importuner les vivants.

Le rêve est une voix de la nature comme le conçoit Jung. Il est composé d'images et de symboles. Chaque rêve constitue une expression directe de l'inconscient du rêveur et l'on ne peut le comprendre que de cette manière. Il y a donc un intérêt certain à nous pencher sur le rêve conjointement au travail en hypnose – autre moyen d'accès privilégié à l'inconscient – pour accompagner le processus de changement.

Aline m'invite à écouter le dernier rêve qu'elle a produit : "Dans l'âtre d'une grande cheminée de pierre, sur le bûcher allumé, je vois la tête d'un gros chat noir tranquillement installé". Ce rêve ne comporte rien d'autre, aucune action, et la rêveuse n'a que cette image qui l'interpelle au réveil. Mes questions ne suscitent aucune réponse dans son esprit. La grande cheminée pourrait rappeler vaguement une maison familiale. Et soudain, elle me dit : "Oui, le mot bûcher me fait penser à Jeanne d'Arc, ce que j'ai évoqué avec ma meilleure amie". Le chat noir, qui semble se rire des flammes qui commencent à embraser le bûcher, présente une analogie avec Jeanne d'Arc brûlée comme sorcière sur un bûcher. Et rapidement, Aline se rappelle un fait complètement occulté, à savoir que, dans son histoire, son père et son fils adoraient les chats noirs et qu'ils en avaient eu plusieurs. A ce moment, le rêve semble nous délivrer une clef bien intéressante : dans la grande cheminée de pierre, un exorcisme va avoir lieu. Le symbole de l'emprise d'un masculin pathologique va être purifié et transmuté dans un processus d'intégration plus vaste des contenus inconscients.

Et dans une perspective plus large, le but de la thérapie est de favoriser – il me semble – l'intégration de la personnalité, ce que Jung appelle le processus d'individuation, c'est-à-dire la quête de la totalité. L'homme total est un individu réconcilié avec les aspects de la personnalité qu'on avait négligés. Comme le signale Frieda Fordham, dans son *Introduction à la psychologie de Jung* : "Tout en demeurant consciente de sa personnalité, la personne individuée, par son acceptation de l'inconscient, a fraternisé avec toutes les choses vivantes, même avec la matière inorganique et le cosmos…" (9). Evidemment, pour le patient sur le chemin initiatique, ce processus peut être aidé par l'emploi de l'hypnose qui, par ce rapport si privilégié et ouvert, ramène la personne dans le mouvement unifié de la Grande Vie. Et c'est dans ce retour au cycle de la Grande Vie que l'homme peut sortir de sa souffrance en réintégrant ainsi sa véritable place au sein de l'univers.

Dans son livre *Psychologie et religion,* Jung écrit : "Il n'y a point de divinité dans le mandala (moderne) (a), il n'y a pas non plus l'indication d'une soumission à la divinité ni d'une réconciliation avec elle. La place de la divinité semble être prise par la totalité de l'homme" (10).

Je voudrais terminer cette intervention avec une citation du poète Gérard de Nerval et laisser le rêve, la poésie et la beauté clore mon propos avec *Aurélia* dont le sous-titre est, rappelons-le, *Le rêve et la vie.* "Le rêve est une seconde vie. Je n'ai pu percer sans frémir ces portes d'ivoire ou de corne (b) qui nous séparent du monde invisible. Les premiers instants du sommeil sont l'image de la mort ; un engourdissement nébuleux saisit notre pensée et nous ne pouvons déterminer l'instant précis où le Moi, sous une autre forme, continue l'œuvre de l'existence. C'est un souterrain vague qui s'éclaire peu à peu et où se dégagent de l'ombre et de la nuit les pâles figures gravement immobiles qui habitent le séjour des limbes. Puis le tableau se forme, une clarté nouvelle illumine et fait jouer ces apparitions bizarres ; le monde des Esprits s'ouvre pour nous" (11).

---

a. Mandala est un mot sanskrit signifiant « Cercle magique » comme symbole du Soi et de la totalité. Jung remarque que le symbolisme du mandala survient spontanément dans les rêves. Son apparition est accompagnée d'un sentiment intense de paix et d'harmonie.

b. Selon l'Énéide de Virgile, il existe deux portes du Sommeil : l'une, de corne, qui offre une issue aisée aux véritables ombres et l'autre, à l'éclat parfait d'un ivoire de neige, qui est le lieu où les mânes du monde jettent les songes vains.

Références :

1. BECK A.T., WARD C.H., MENDELSON M., MOCK J., ERBAUGH J.K., "An Inventory for Measuring Depression" in *Archives of General Psychiatry*, 1961, vol. 4, pages 561-571.
2. YOUNG J., KLOSKO J., *Reinventing your Life.* New York: Plume, 1994. Tr. fr. *Je réinvente ma vie.* Montréal : Éditions de l'Homme, 1995.
3. DURCKHEIM K.G., *Le centre de l'être.* Paris : Albin Michel (collection Spiritualités Vivantes), 1992.
4. PAROT F., *L'homme qui rêve.* Paris : PUF (collection Premier Cycle), 1995, pages 71-72. (Reproduit avec la permission de l'éditeur).
5. FREUD S. (1917), *Vorlesungen zur Einführung in die Psychoanalyse.* Tr. fr. *Introduction à la psychanalyse.* Paris : Payot, 1921.
6. JUNG C.G., *Seminare: Kinderträume.* Zurich & Dusselforf: Walter-Verlag AG, 1987. Tr. fr. *Sur l'interprétation des rêves.* Paris : Albin Michel, 1998, page 12.
7. JUNG C.G., cité par FORDHAM F., *Introduction à la psychologie de Jung.* Paris : Imago, 2003, page 108 (phrase extraite de *La guérison psychologique* de C.G. Jung).
8. HUMBERT E.G., *Ecrits sur Jung.* Paris : Retz, 1993, page 142. (Reproduit avec la permission de l'éditeur).
9. FORDHAM F., *Introduction à la psychologie de Jung.* Paris : Imago, 1999, page 85.
10. JUNG C.G., cité par FORDHAM F., *Introduction à la psychologie de Jung.* Paris : Imago, 2003, page 84.
11. NERVAL G. de, *Aurélia.* Paris : GF-Flammarion, 1990, page 251.

INTÉGRATION DE LA TECHNIQUE D'IDENTIFICATION SENSORIELLE DES PEURS INCONSCIENTES (TIPI) A L'HYPNOTHÉRAPIE

Emmanuelle DENIS

Je vais vous présenter une nouvelle technique de développement personnel que j'ai intégrée à ma pratique. Il s'agit de la Technique d'Identification sensorielle des Peurs Inconscientes, appelée aussi TIPI.

I. BRÈVE PRÉSENTATION DE TIPI

Fondée par Luc Nicon (1), il y a dix ans, TIPI (2) est une méthode psychocorporelle de guérison des peurs. Spécialiste en pédagogie et en communication comportementale, Nicon rencontre, dans le cadre de son travail, un grand nombre de personnes souffrant de blocages ou de difficultés émotionnelles. Dès le début de ses recherches, il considère les peurs comme un élément majeur de l'origine des souffrances émotionnelles. Et il va observer les sensations que les peurs produisent dans notre corps. Pour aider ces gens à dépasser leurs blocages, il leur pose cette question toute simple : « Et là, qu'est-ce que ça fait dans ton corps ? ». Car, selon lui, lorsqu'une situation génère une réaction émotionnelle incontrôlée, il s'agit de la manifestation d'une blessure inconsciente réactivée. En effet, les ressentis physiques ont l'avantage d'être factuels et facilement identifiables par tout le monde. La souffrance émotionnelle actuelle résulte d'événements et d'antécédents désagréables qui ont laissé dans notre cerveau une trace sensorielle. Et cette dernière semble concerner la majorité de nos difficultés émotionnelles récurrentes.

Pour libérer le patient de toutes ses émotions incontrôlées, Nicon fonde sa technique sur une observation simple : que se passe-t-il dans notre corps au moment où nous vivons la situation qui engendre ces ressentis négatifs ? Passer par le corps est la clé pour désactiver cette mémoire. D'après Nicon, le corps a gardé la mémoire sensorielle de cette trace neuronale. Quand on utilise TIPI, on entre en contact avec les sensations physiques qui se manifestent dans notre corps et on revisite l'émotionnel généré par l'empreinte neuronale. On remonte alors à sa source et c'est ainsi qu'elle se désactive. En quelques instants, les blocages disparaissent définitivement. Ainsi, TIPI permet d'entrer en contact avec les sensations physiques qui se manifestent dans le corps, lors d'une émotion désagréable, et de se laisser porter par elles jusqu'à ce qu'un bien-être s'installe spontanément et durablement.

Cette nouvelle voie n'en est manifestement qu'à ses débuts et offre des perspectives originales pour la compréhension de nos peurs et, plus largement, de notre fonctionnement émotionnel. Aux cours de ces introspections sensorielles, la personne retrouve souvent des événements manifestement vécus en période prénatale ou à la naissance. Ce sont ces traces sensorielles qui semblent concerner la majorité de nos difficultés émotionnelles récurrentes. Si elle ressent la peur, cela signifie qu'elle a déjà vécu une expérience désagréable. Dans ce cas, le souvenir conscient, à l'origine de la peur, devient inaccessible. Quand cette émotion est ressentie, il ne subsiste alors aucune piste pour en retrouver consciemment le point de départ. La manifestation sensorielle de la peur reste donc, de ce fait, la seule trace (le seul langage) permettant de se connecter à nouveau à l'événement d'origine et de réactiver sa régulation. Et avec TIPI, Nicon propose le processus de guérison suivant : retrouver cette première expérience pour désactiver les comportements qu'elle induit. La peur est généralement définie comme une réaction émotionnelle ressentie en présence ou dans la perspective d'un danger réel ou supposé. Le mot "danger" doit être pris au sens le plus fort du terme, à savoir comme une rencontre possible avec la mort.

Ce danger peut être direct (mort physique) ou indirect (pertes matérielles ou relationnelles qui peuvent diminuer les chances de survie). Les individus en situation de peur ou, plus généralement, de souffrance émotionnelle décrivent des ressentis physiques et, surtout, l'évolution de ces derniers comme un contact direct avec leur propre mort. Leurs descriptions sensorielles sont souvent explicites : ils revivent une perte de conscience plus ou moins sévère. Et probablement, c'est le ressenti physique éprouvé lors d'un traumatisme physique, particulièrement intense, qui crée un contexte propice à des répercussions psychologiques indésirables. Tout au long de la vie, il est évident que la qualité de l'environnement psychologique ainsi que d'éventuels événements marquants viennent renforcer le traumatisme physique initial. Ainsi, une personne, qui, à l'état de fœtus, a été mise en danger physiquement par l'évacuation d'un jumeau non viable, vivra douloureusement toute séparation ultérieure si, dans son enfance, elle a connu d'autres ruptures violentes. Le neurobiologiste Jean-Pierre Changeux (3) décrit parfaitement ce mécanisme. Par une activation neuronale spécifique, la peur laisse une trace sensorielle de l'événement désagréable dans notre cerveau ; le ressenti physique éprouvé est mémorisé et réactivé d'une manière identique, chaque fois en se renforçant, dans toutes les circonstances perçues comme dangereuses, souvent inconsciemment. C'est là où intervient le travail thérapeutique qui permet de comprendre le lien entre le traumatisme initial et les événements ultérieurs.

Concrètement, lorsque nous devons faire face à différentes situations désagréables si notre ressenti physique est chaque fois identique, cela signifie que nos réactions émotionnelles sont issues d'un même traumatisme physique ; à l'inverse, si nos sensations physiques sont différentes, c'est que leurs origines ne sont pas les mêmes. Nicon explique ces réactions en précisant que le corps a gardé la mémoire sensorielle de cette trace neuronale. Quand nous utilisons TIPI, nous entrons en contact avec les sensations physiques qui se manifestent dans notre corps et, ainsi, nous revisitons l'émotionnel généré par l'empreinte neuronale. Et de ce fait, nous remontons à sa source. Cette approche est particulièrement efficace pour les troubles de l'humeur et du comportement, caractéristiques de l'état dépressif. L'utilisation de TIPI « à chaud », c'est-à-dire au moment où le dysfonctionnement se présente, permet de le désamorcer quasi instantanément. Pour toutes les difficultés émotionnelles et comportementales éprouvées au quotidien, et plus particulièrement pour les phobies, l'angoisse, les inhibitions, les états dépressifs et l'irritabilité, le recours à TIPI apporte un soulagement immédiat et définitif dans des situations où le patient se sent incapable, triste, submergé par l'affect, bloqué ou impuissant. Ces désactivations aident le patient à ressentir un bien-être et des bienfaits rapides dans sa vie de tous les jours. En conséquence, son comportement se modifie. Plus réceptif et plus centré, il peut alors aborder ses séances de thérapie avec moins de résistance. Et, les peurs à l'origine de ses résistances étant en partie supprimées, il est plus motivé pour s'investir dans le traitement.

II. UN CAS D'INTÉGRATION: MARTINE

Depuis huit mois, je travaille avec Martine. Elle a quarante-cinq ans. Elle est veuve, mère de trois enfants et travaille à Orly. Elle m'a consultée sur la recommandation de son psychiatre qui est aussi son psychothérapeute.

Au premier rendez-vous, je rencontre une femme abattue et désespérée qui m'avoue avoir obéi à son psychiatre sans comprendre l'utilité d'une nouvelle prise en charge thérapeutique. Quatre rencontres, à une semaine d'intervalle, sont nécessaires pour établir un contact et pour faire remplir, en ma présence, les échelles de dépression de Hamilton (4), de Beck (5) ainsi que le questionnaire de Young et de Klosko (6) pour identifier les schémas problématiques. Les scores à ces échelles sont tous à des niveaux très élevés. Les premières séances sont très difficiles à mener. Martine parle peu et pleure beaucoup à l'évocation de chaque épisode douloureux de sa vie. Placée à l'âge de six ans, par sa mère abusive et alcoolique, chez ses grands-parents paternels, elle a vécu comme un drame la mort de ces derniers qui est survenue quand elle avait quatorze et quinze ans. Elle est retournée vivre chez ses parents. Son père, à qui elle était très attachée, après être devenu alcoolique, est décédé quand elle avait vingt ans. Et il y a huit ans, son mari, qui était aussi un ivrogne, a été emporté en quelques mois par un cancer du pancréas. Depuis, Martine s'est enfermée dans un mutisme dont elle a du mal à sortir aujourd'hui, malgré six mois d'hospitalisation en maison de repos et cinq années de prise en charge psychothérapeutique. Et les difficultés familiales ont continué à s'accumuler : son fils aîné a coupé les relations avec elle et sa fille cadette a tenté de se suicider à deux reprises, en deux ans, la dernière l'ayant obligée à être hospitalisée durant trois mois.

Dans sa vie quotidienne, Martine est dominée par un sentiment constant de sur-responsabilité et de culpabilité. Ainsi, selon elle, ses parents ne l'ont pas aimée parce qu'elle n'était pas aimable. Son père est devenu alcoolique car elle n'a pas su s'occuper de lui comme elle aurait souhaité le faire ; de même, elle se considère responsable de la mort de son mari et des problèmes qu'elle a avec ses enfants. Tout est personnalisé. Elle nie avoir eu des expériences positives. En résumé, elle se définit comme « un échec vivant » et attend de mourir sans avoir la force de mettre fin à ses jours.

A la quatrième séance, il m'est impossible de la faire asseoir dans le fauteuil de relaxation. L'hypnose l'effraie. Je me sers alors de cette peur pour introduire TIPI en lui demandant simplement : « Décrivez-moi ce qui se passe dans votre corps ». Etonnamment, Martine ferme les yeux et me dit : « J'ai le souffle coupé, mon cœur bat fort et j'ai les mains moites ». Je continue : « Laissez évoluer sans rien faire et racontez-moi ce qui se passe au fur et à mesure que quelque chose change ». Je simplifie au maximum mon langage pour ne pas perturber Martine entraînée, malgré elle, dans un processus naturel et incontrôlable qui se déroule maintenant sous mes yeux. Elle répond : « C'est bizarre, c'est comme si j'étais aspirée…, puis plus rien… Non, il n'y a plus rien… Non, plus rien ». Martine ouvre les yeux et esquisse un semblant de sourire. TIPI a permis de dissiper une peur qui se traduisait par un blocage pour aller s'asseoir dans le fauteuil où, ensuite, elle a pris place de façon spontanée. Je procède alors à une première séance d'hypnose que j'enregistre. Je lui suggère de fermer les yeux et, après une induction légère, je l'aide à revivre les émotions agréables liées à cette transformation initiale : sa maîtrise de la peur. A la fin de la séance, je lui donne comme consigne de pratiquer tous les jours la séance de relaxation qui a été enregistrée. Puis je lui explique à nouveau, avec plus de détails, que l'objectif de l'hypnose est de réduire son anxiété et de l'aider à mener, avec plus de facilité, le travail thérapeutique qu'elle entreprend. Et, même si je ne la questionne pas encore sur ce qu'elle a vécu durant la séance de crainte qu'elle disqualifie ce qui a été positif pour elle, je constate que ses traits sont détendus. Elle est visiblement apaisée, alors que, vingt-cinq minutes plus tôt, elle était tétanisée.

La semaine suivante, elle est très angoissée, car elle n'a pas pu écouter les enregistrements des séances d'hypnose, sa fille ayant été hospitalisée. Je débute le traitement par TIPI. Je commence en lui disant : « Et là, Martine, quand vous me dites : « J'ai honte, car je n'ai pas pu faire mes séances de relaxation », ça fait quoi dans votre corps ? ». Instinctivement, elle ferme les yeux et me décrit en détail ses sensations corporelles. Et quelques minutes plus tard, simplement et sans lui avoir donné la consigne de laisser évoluer ses manifestations corporelles ni même de me décrire leur évolution jusqu'à leur complète disparition, Martine me rapporte qu'elle ne ressent aucune sensation désagréable.

Un deuxième blocage émotionnel se présente de manière assez confuse, mais manifeste. Elle me dit qu'elle est très angoissée à cause de sa fille dont elle explique la rechute par le fait qu'en tant que mère, elle ne lui a pas parlé depuis son retour à la maison. Et elle fond en larmes. A nouveau, je lui demande : « C'est comment, là, tout de suite dans votre corps ? ». La tête baissée, elle me répond qu'elle ressent une aspiration à l'intérieur de son corps. Suit un long silence durant lequel elle se recroqueville sur elle-même et, le souffle coupé, elle connaît une perte de conscience. Les personnes en situation de peur ou, plus généralement, de souffrance émotionnelle décrivent des ressentis physiques, et surtout l'évolution de ces ressentis, sous la forme d'une perte de conscience plus ou moins sévère.

Ce dernier phénomène est généralement provoqué par un manque d'oxygène. Mais, il peut également faire suite à une souffrance physique trop intense ou être dû à un dysfonctionnement cardiaque, à une déshydratation, à une intoxication ou, encore, à un apport nutritionnel insuffisant. Dans tous les cas, il semble bien, que ce soit au stade de cette survie la plus élémentaire, que se nouent les peurs qui engendrent les souffrances émotionnelles les plus tenaces.

Graduellement, Martine se redresse et me dit doucement : « C'est fini ». Le blocage émotionnel ayant disparu, je continue avec une seconde séance d'hypnose, cette fois-ci plus profonde, dans laquelle j'utilise un lieu sûr où elle peut se reposer en toute tranquillité et se rendre compte que l'expérience vécue avec TIPI a pu la libérer d'une pensée négative générant une émotion désagréable et paralysante. En état d'hypnose, elle remarque les changements agréables et peut profiter de ce sentiment de paix.

Au cinquième rendez-vous, Martine me signale que, tous les jours, elle a fait ses séances de relaxation. Je commence par une troisième séance d'hypnose en utilisant les ressources de la patiente, selon le modèle de Yapko (7). Après induction d'un état d'hypnose, je lui rappelle qu'elle a beaucoup de capacités et mentionne toutes celles dont elle a su faire preuve au cours de nos premières séances. Et j'ajoute qu'il est possible qu'elle ait oublié le fait qu'elle possède d'autres capacités qu'elle utilisait auparavant.

Au cours de nos premiers échanges, Martine me signale des pertes de mémoire importantes qui étaient déjà mentionnées dans la lettre de son psychiatre. Elle n'a plus aucun souvenir de sa petite enfance. Et cette absence de remémoration représente un obstacle pour travailler sur les traumatismes du passé avec les stimulations alternatives hypnotiques®. De ce fait, avant d'accéder aux événements désagréables d'autrefois, je lui suggère de retrouver un souvenir d'enfance agréable où on lui a confié une tâche importante pour son âge. Cette revivification peut ainsi lui permettre d'éprouver à nouveau ce sentiment de fierté d'avoir assumé, avec succès, une responsabilité qui a prouvé que les autres la considéraient comme digne de confiance. Je lui donne la consigne de lever un doigt pour m'indiquer le moment où elle revit cette expérience. J'attends quelques instants, mais Martine ne réagit pas et soudain elle se met à pleurer. Je l'interroge alors pour savoir ce qu'elle ressent, à cet instant. « Je ne me souviens de rien. Il n'y a rien. Je n'y arriverai jamais », me dit-elle. Je poursuis : « Tout en gardant les yeux fermés et tout en restant en état d'hypnose, vous allez maintenant me raconter ce qui se passe dans votre corps ». Martine décrit un tourbillon intérieur qui l'emporte au fond du siège. Et puis elle a l'impression de se vider et de partir. Ensuite, elle se tait, la tête penchée en avant. Après quelques secondes d'absence, elle se redresse doucement.
Moi : « Et là, Martine, que se passe-t-il ? »
Martine : « Je ne sais pas, rien. »
Moi : « Et rien, c'est comment ? »
Martine : « Ben, c'est calme. »

Je continue la séance avec une nouvelle induction légère et avec un comptage de dix à un et, subitement, un souvenir agréable se présente. Je peux alors utiliser les ressources associées à cette expérience pour un renforcement du moi.

Ainsi, TIPI a permis à Martine de vaincre son incapacité de se souvenir de son passé. Après cette séance, qui s'est révélée extrêmement positive, la mémoire lui revient progressivement, à sa grande surprise. Et le fait d'écouter régulièrement les enregistrements des séances d'hypnose l'aide à prendre conscience de ses capacités et renforce sa confiance en elle-même.

A la septième séance, Martine va très mal, car elle a perdu un ami proche. Pour traiter le choc émotionnel, j'ai recours à TIPI qui contribue à éliminer la tristesse réactionnelle et transitoire et qui fait apparaître la croyance de base de Martine : « Ma vie n’est que mort ». A partir de cette affirmation, en hypno-analyse avec la technique du pont cognitif, nous remontons à son origine : les décès successifs de ses grands-parents, avec un Sud’s à 10/10. Puis les stimulations alternatives hypnotiques® lui permettent de se libérer de la souffrance émotionnelle causée par ces pertes et de la croyance : « Je suis seule et abandonnée ».

Pendant les séances de stimulations alternatives hypnotiques®, j'applique toujours le même principe qui est d'utiliser TIPI comme technique d’atténuation de l’affect quand une émotion forte envahit Martine, ce qui est rapide et efficace immédiatement. Cela me permet de disposer de plus de temps pour traiter plusieurs événements traumatisants de la vie de la patiente ainsi que pour installer et pour consolider la croyance positive : « Je peux le supporter ».

A la fin de la séance, elle me dit : « En réalité, j’avais peur que le décès de mon ami me plonge dans la même détresse que les deuils que j’ai déjà vécus et, en fait, c’est pas pareil ». Ainsi, elle se rend compte que le travail thérapeutique, que nous faisons, ne provoque pas un nouveau traumatisme et que, peut-être au fond d'elle-même, elle a des ressources pour faire face. Je poursuis le travail sur les deuils successifs qu'elle a connus : celui de son père et celui de son mari. Elle coopère plus facilement. Elle est plus concentrée, sa parole se libère et elle parvient même à établir des liens. L'intégration de TIPI dans le protocole de prise en charge des patients dépressifs est un atout complémentaire pour insuffler rapidement un élan vital à des personnes connaissant une souffrance existentielle importante.

III. CHRISTINE, QUARANTE-DEUX ANS, CÉLIBATAIRE, CADRE DANS UNE BANQUE

Trois mois avant de prendre rendez-vous, Christine avait entamé une relation amoureuse avec son chef de service. Quelques semaines plus tard, il a rompu avec elle sans explication. Depuis, il ne répond plus à ses appels téléphoniques ni à ses e-mails. Et il l'ignore quand elle le croise dans les couloirs de l'entreprise. C'est surtout cette dernière attitude d'indifférence qui est vécue comme un affront et qui la déprime énormément.

A la rentrée de septembre 2011, deux mois après une première consultation, son médecin généraliste lui recommande de suivre une psychothérapie en constatant qu'elle continue à ruminer cette histoire et que, psychologiquement, elle se sent mal. Une de ses amies, que j'ai traitée avec TIPI pour la peur des piqûres et des anesthésies avant d'être opérée, lui a donné mes coordonnées. C'est dans cet état d'esprit que Christine vient me consulter avec deux demandes précises :

1. l'aider à arrêter d'avoir peur de son chef qui la harcèle et ;
2. lui permettre de ne plus être obsédée par ce qu'elle considère comme l'échec sentimental de trop dont elle n'arrive pas à se remettre ! Elle mesure la réussite de sa vie à l'aune de ses nombreux revers sentimentaux.

Lors de l'entretien d'anamnèse, je me rends compte que, depuis cet été, Christine se sent triste et n'a plus goût à rien. Avec un total de 18 points sur l'échelle de Hamilton, elle présente un état dépressif modéré. Plus tard, le questionnaire de Young et de Klosko sur les schémas révèlera des scores élevés pour les schémas Abandon, Méfiance et Abus, Carence Affective et Assujettissement. Au cours de cette conversation, elle évoque un parcours professionnel plutôt réussi jusqu'à ce jour, car elle a su progresser et s'adapter à des changements de postes et de chefs. Elle me signale aussi une longue et régulière pratique du karaté.

Je commence par une séance d'hypnose que j'enregistre et dans laquelle j'utilise des suggestions sur le fait que les changements sont inévitables. Ces dernières sont extraites du manuel du séminaire *Traitement de la dépression : une approche pluridisciplinaire* (8) de Varma. Après une induction centrée sur le corps et sur ses ressentis agréables, j'attire l'attention de la patiente sur ses ressources corporelles. Et, avant de la réveiller, je lui donne comme tâche thérapeutique de noter, jusqu'à notre prochaine rencontre, tous les moments où elle se sentira mal à cause de son chef.

Au rendez-vous suivant, Christine m'informe qu'elle a bien écouté l'enregistrement de la première séance. De plus, elle a consigné dans un carnet, acheté à cet effet, une situation où elle s'est sentie harcelée par son chef. Puis je débute le traitement par TIPI, mon objectif étant de lui permettre de régler rapidement le problème relationnel avec son chef pour traiter un autre sujet : un frère aîné décédé il y a sept ans dans un accident de voiture et qui, plus jeune, avait pratiqué des attouchements sexuels sur Christine.

Nous sommes assises face à face. Je lui demande de choisir une situation représentative de sa difficulté relationnelle avec son supérieur hiérarchique. Elle me répond :

- « Et bien, c'était vendredi dernier en réunion. Pendant mon intervention, mon chef me coupe la parole pour me faire une remarque désobligeante. » ;
- « Très bien. Fermez les yeux et revivez ce moment choisi comme s'il se reproduisait à nouveau, là, maintenant. Et dites-moi ce que ça fait dans votre corps. Restez avec l'ensemble de vos sensations. Puis mettez les situations de départ de côté, laissez évoluer vos sensations et signalez les évolutions, au fur et à mesure qu'elles se produisent, jusqu'à leur disparition. »

Quelques minutes plus tard, Christine n'éprouve plus aucun inconfort. Pour valider la disparition complète de la perturbation émotionnelle provoquée par la situation revécue, je lui dis de penser à nouveau à l'image du même événement. Elle signale encore une gêne physique et émotionnelle que j'élimine avec TIPI. Il m'a fallu répéter une troisième fois le même protocole pour que l'image du même fait n'éveille plus aucun ressenti désagréable physique ou émotionnel chez la patiente. Ensuite, je lui donne la tâche thérapeutique d'observer et de noter, jusqu'à la prochaine séance, la manière dont elle réagit aux attaques de son chef ainsi que les autres situations qui la dérangent émotionnellement. Je termine ce rendez-vous par une séance d'hypnose où j'enregistre les "Suggestions de renforcement du moi" de Hartland, extraites du manuel édité par Corydon Hammond (9).

A la troisième rencontre, elle me raconte qu'elle a passé un week-end horrible avec des crises d'angoisse affreuses à l'idée de retourner travailler le lundi. Et elle ajoute que, toute la semaine, elle a vécu avec l'appréhension d'une nouvelle agression verbale de son chef. Donc, en partant du moment le plus significatif de la situation liée à sa vie professionnelle et selon le protocole déjà décrit, je traite ses angoisses associées à ce problème avec TIPI.

A la quatrième séance, la patiente me fait part de sa surprise, car elle n'a pas connu les angoisses de la semaine précédente. De plus, lors de la réunion de travail bimensuelle, son chef ne lui a adressé aucune remarque désagréable. Mais, elle évoque un moment de panique au moment d'entrer dans la salle. Jusqu'à la sixième séance, je traite cet événement et les autres difficultés liées à sa sphère professionnelle avec TIPI ainsi qu'avec la technique hypnotique de "La pièce et le feu" de Stanton (10). Après la septième séance, elle soumet une demande de changement de service à sa directrice des Ressources Humaines qui l'accepte, compte tenu de ses états de service et de la manière dont elle a su argumenter. Soutenue par sa supérieure hiérarchique, elle se sent capable de faire face à son chef dont les critiques, à sa grande surprise, ne la touchent plus. Et elle constate que, durant le mois qui s'écoule entre le dépôt de sa demande et son départ du service, il ne lui dit rien et, surtout, qu'elle n'a plus peur de lui. A ce stade, Christine est déjà moins déprimée, car elle est sortie de sa "Triade cognitive" (11) où les cognitions négatives, qui se manifestaient sous la forme de pensées automatiques centrées sur une vision pessimiste d'elle-même, du monde extérieur et de l'avenir, ont évolué. A ce moment-là, je lui redonne les questionnaires pour évaluer le niveau d'anxiété et de dépression ainsi que les scores des schémas. Ils ont tous baissé. Christine est en train de reprendre confiance en elle-même et en ses capacités.

A la huitième séance, je traite l'échec de son dernier épisode amoureux. En état profond d'hypnose, elle se concentre sur l'image de l'événement qu'elle considère, à cet instant de son existence, comme le plus douloureux et le plus perturbateur dans sa vie quotidienne : "tant il reste fixé en moi", me dit-elle. C'est le moment où, dans les couloirs, son chef l'ignore. Elle se sent abusée ! Elle ressent un mélange de colère et de tristesse. J'utilise cette émotion pour remonter à son origine avec la technique du pont d'affect. Elle retrouve ainsi le souvenir du jour où son frère lui a demandé de toucher son sexe. Le Sud's est à 9/10. Après plusieurs séries de stimulations alternatives hypnotiques®, il baisse à 6/10. Le fait que son frère soit mort, avant qu'elle puisse lui parler de cet événement, la bloque. Pour éliminer ce blocage, je traite le décès du frère. La croyance négative : "Je ne peux pas le supporter" l'envahit et le Sud's remonte à 10/10. J'ai recours à TIPI comme technique d'atténuation de l'affect. Après la désensibilisation, j'installe la croyance positive : "Je peux le supporter" qu'elle décide de laisser à 5/7. Puis nous revenons à la séquence des attouchements sexuels. Cette image éveille une légère émotion désagréable que j'évacue avec l'expérience émotionnelle corrective (12) suivante. Je demande à Christine, qui est toujours en état d'hypnose, de s'imaginer en tant qu'enfant qui, avec les ressources de l'adulte qu'elle est aujourd'hui, fait échouer les tentatives de son frère en lui demandant d'arrêter. Puis, avec son accord, j'installe la croyance positive suivante : "C’est fini, c’est du passé". A ce stade, l'évocation de l'image du chef dans les couloirs la laisse indifférente. Pour cet événement, elle choisit la croyance positive : "Je peux le supporter" que je renforce avec les stimulations alternatives hypnotiques®.

A la séance suivante, je vérifie qu’il ne reste rien comme ressenti désagréable physique et/ou émotionnel à l'évocation des épisodes traités concernant le chef et le frère. Les balayages corporels sont neutres.

Après une année de psychothérapie intensive, à raison d’une séance par semaine, Christine est heureuse et épanouie dans le travail. Elle fait du théâtre et entretient une relation amoureuse satisfaisante depuis deux mois, la plus longue de sa vie à ce jour.

TIPI l'a aidée à dépasser sa peur invalidante de faire face à sa situation professionnelle. Ce premier succès lui a redonné de l’espoir et l’envie d’avancer pour éviter de souffrir de ne pas avoir de vie amoureuse. Et grâce à lui, elle ne s'est plus considérée comme une victime.

J’observe que l’intégration de cette technique dans ma pratique thérapeutique apporte au patient une libération qui lui permet d'entreprendre un parcours thérapeutique sans blocage. Dans certains cas, chez les sujets dépressifs, TIPI peut rendre le traitement plus efficace avec des résultats visibles rapides quand la personne est submergée par sa détresse. L'utilisation de TIPI oblige le patient à devenir acteur dans le processus thérapeutique, renforçant ainsi son sentiment de réussite et de force ainsi que sa confiance en lui-même.

Références :

1. NICON L., *Comprendre ses émotions*. Montpellier : Emotion forte, 2003.
2. NICON L., *TIPI : Technique d'Identification sensorielle des Peurs Inconscientes*. Montpellier : Emotion forte, 2007.
3. CHANGEUX J.-P., *L'homme neuronal*. Paris : Hachette, 1983.
4. HAMILTON M., "A Rating Scale for Depression" in *Journal of Neurology, Neurosurgery and Psychiatry*, 1960, 23, pages 56-61.
5. BECK A.T., WARD C.H., MENDELSON M., MOCK J., ERBAUGH J.K., "An Inventory for Measuring Depression" in *Archives of General Psychiatry*, 1961, vol. 4, pages 561-571.
6. YOUNG J., KLOSKO J., *Reinventing your Life*. New York: Plume, 1994. Tr. fr. *Je réinvente ma vie*. Montréal : Éditions de l'Homme, 1995.
7. YAPKO M.D., *Hypnosis and the Treatment of Depressions - Strategies for Change*. New York: Brunner/Mazel, 1992.
8. VARMA D., *Traitement de la dépression : une approche pluridisciplinaire*. Manuel du séminaire. Malakoff : Institut Sakti d'Hypnose Clinique, 1999.
9. HARTLAND J., "The Value of Ego Strengthening Procedures Prior to Direct Symptom Removal under Hypnosis" in *The American Journal of Clinical Hypnosis*, vol. VIII, n° 2, 1965, pages 89-93. Tr. fr. HAMMOND D.C. (éditeur), *Métaphores et suggestions hypnotiques*. Bruxelles : Satas, 2004, pages 143-144.
10. STANTON H.E., "La pièce et le feu" in HAMMOND D.C. (éditeur), *Métaphores et suggestions hypnotiques*. Bruxelles : Satas, 2004, page 303.
11. BECK A.T., RUSH A.J., SHAW B.F., EMERY G., *Cognitive Therapy of Depression*. New York: The Guilford Press, page 11.
12. WATKINS J.G., *The Practice of Clinical Hypnosis* - volume II: Hypnoanalytic Techniques. New York: Irvington, 1992, pages 64-67.

LA DÉPRESSION POST-PARTUM

Malinka DAUVERNÉ

Pour la majorité des femmes, mettre un enfant au monde représente une expérience physique et émotionnelle très intense. Cependant, pour certaines d'entre elles, des symptômes spécifiques peuvent apparaître après l'accouchement :

- une brève crise de tristesse (le « baby blues ») ;
- une dépression clinique majeure appelée dépression post-partum ou postnatale ;
- une psychose puerpérale (rare).

I. HISTORIQUE

Déjà, Hippocrate parle du trouble des femmes après l'accouchement. En 1818, le psychiatre français Esquirol détaille des états d'agitation maniaque dans *De la manie*. Dès le début du XXème siècle, apparaît l'existence d'une « dysphorie » du troisième jour. En 1968, B. Pitt décrit une dépression postnatale atypique, mineure dans son expression. Dans les années 1975-1978, Bydlowski et Papiernik parlent de la névrose traumatique post-obstétricale qui s'installe après un accouchement traumatique. Mazet a montré que la dépression post-partum peut être à l'origine de troubles de l'attachement. En 1996, Murray évoque le style passif des enfants de mère déprimée comme un fondement de troubles cognitifs et affectifs. La majorité des travaux, qui suit l'étude pionnière de Paykel (1980), a confirmé un lien entre les événements stressants survenant durant la grossesse ou pendant le post-partum et le risque plus élevé de développer une dépression postnatale (O'Hara, 1986 ; O'Hara, 1991 ; Playfair et Gowers, 1981 ; Whiffen, 1988).

La dépression postnatale n'est pas un sujet neuf : beaucoup d'œuvres d'art anciennes montrent des maternités tristes et des Vierge Marie venant d'accoucher et dont le visage et l'attitude corporelle témoignent d'une grande affliction.

II. PRÉVALENCE

La dépression postnatale se rencontre dans 15 à 20 % des accouchements. Elle survient à n'importe quel moment au cours du semestre qui suit la naissance de l'enfant et elle peut durer pendant plusieurs mois, voire un an. Elle demeure souvent méconnue en raison de la réticence « culturelle ». Comme ce trouble est encore mal défini et peu étudié, il n'est pas toujours déclaré.

III. DIAGNOSTIC

Pour la classification internationale, la CIM-10 (F530) rassemble les symptômes associés à la puerpéralité en une classe avec les troubles dépressifs et psychotiques qui y sont liés. Le DSM-IV range la dépression post-partum dans les troubles dépressifs et ne reconnaît pas de diagnostic spécifique pour la psychose puerpérale qu'il inclut dans les troubles psychotiques brefs. Fréquemment, le diagnostic est posé à l'occasion d'une consultation pédiatrique ou pédopsychiatrique en fonction de certains symptômes présentés par le bébé : troubles du sommeil et/ou de l'alimentation.

La dépression post-partum **n'est pas** le « baby blues » dont les symptômes varient d'une femme à l'autre :

- larmes ou colère à la moindre contrariété ;
- aucun plaisir à câliner le bébé ;
- fatigue, mauvaise image de soi, panique devant les nouvelles responsabilités, insomnies…

Cet état est transitoire. Il peut durer quelques heures à une dizaine de jours au maximum. Appelé « syndrome du troisième jour », il est déclenché par la chute brutale des hormones qui caractérise cette période. A ce phénomène physiologique, s'ajoutent un sentiment de « vide » après l'accouchement et l'inquiétude liée à la responsabilité de s'occuper du bébé.

Les pères aussi peuvent connaître le « baby blues » ! Le stress face aux nouvelles obligations, la peur de ne pas être à la hauteur, le sentiment d'être un peu oublié et la fatigue en sont les principales causes.

La psychose puerpérale

Ce trouble est relativement rare. Il s'agit d'une décompensation psychotique subite. La naissance de l'enfant réveille des blessures d'identité inconscientes chez la mère. Les symptômes comprennent : désarroi extrême, pensées délirantes, fatigue, agitation, sentiments de désespoir et de honte, hallucinations, élocution rapide ou manie. Les recherches indiquent que cette psychose ne touche heureusement qu'une mère sur mille.

IV. SYMPTÔMES DE LA DÉPRÉSSION POSTNATALE

La dépression postnatale est caractérisée par les symptômes suivants :

- une fatigue constante ;
- des insomnies graves ;
- des fluctuations de l'appétit ;
- des maux de tête, un engourdissement, des douleurs thoraciques et de l'hyperventilation.

Les symptômes psychologiques sont caractérisés par :

- un sentiment d'incapacité à s'occuper du nouveau-né ;
- des pensées morbides ;
- des idées de culpabilité douloureuses ;
- des difficultés à supporter les pleurs du bébé ;
- une baisse ou une absence d'interaction avec le bébé ;
- la peur de faire du mal à l'enfant ;
- le passage à l'acte ;
- le suicide.

Les femmes peuvent également ressentir :

- une absence de joie dans leur vie ;
- une mise en retrait social (refus de voir les parents et les amis) ;
- un manque d'intérêt pour elle-même ou envers le bébé ;
- une préoccupation excessive au sujet du nouveau-né ;
- une perte d'intérêt pour les relations sexuelles ;
- un fort sentiment d'échec et d'inaptitude ;
- de graves sautes d'humeur.

V. CAUSES DE LA DÉPRESSION POST-PARTUM

Il n'y a pas d'élément déclencheur unique. Il est important de dire aux femmes souffrant d'une dépression post-partum qu'elles n'en sont pas responsables. Les causes de la dépression postnatale comprennent de nombreux facteurs complexes :

- un épisode de dépression avant la grossesse ;
- plus de deux avortements et/ou des antécédents de complications obstétriques ;
- les changements hormonaux qui se manifestent pendant la grossesse et après l'accouchement ;

- les pratiques d'accouchement (forceps) ou un accouchement qui ne se déroule pas selon les attentes de la mère ;
- le stress ;
- l'âge de la mère ;
- les attentes à l'égard des fonctions maternelles ;
- le niveau de soutien social de la nouvelle maman ;
- le nombre de congés de maladie pris pendant la grossesse et la fréquence des consultations médicales peuvent également être des signes avant-coureurs ;
- les autres facteurs augmentant le risque de dépression post-partum sont le syndrome prémenstruel (SPM), une relation difficile avec le conjoint, un réseau de soutien pauvre et la présence d'événements stressants pendant la grossesse ou après l'accouchement.

VI. INCIDENCE DE LA DÉPRESSION MATERNELLE SUR LE BÉBÉ

Dans certains cas, le bébé présente :

- un retard dans l'apprentissage du langage ;
- un développement psychoaffectif particulier (attachement « insécure ») ;
- une hyperactivité ;
- une irritabilité plus marquée ;
- de l'anxiété ;
- une peur d'être séparé de sa mère.

Si la dépression est sévère, les signes suivants apparaissent chez le bébé :

- trop de mollesse ou de raideur ;
- détournement du regard ;
- troubles du sommeil ;
- troubles de l'appétit ;
- et/ou troubles digestifs.

VII. DÉPRESSION POSTNATALE ET ALLAITEMENT

Lorsque la mère a des taux hormonaux normaux et qu'elle bénéficie d'un soutien adapté, l'allaitement :

- facilite la confiance en soi ;
- facilite l'ajustement au rôle de mère ;
- permet un niveau moindre d'anxiété ;
- peut induire un état de relaxation hormono-induit ;
- diminue le risque de dépression.

En cas de dépression importante, l'allaitement maternel peut jouer un rôle tout à fait bénéfique pour la mère, si elle désire le poursuivre, et pour le bébé dans les liens d'attachement. Dans les formes rares d'une séparation temporaire ou de soins intensifs en milieu hospitalier (unité mère-enfant), il est important de reprendre au plus vite la relation avec le nouveau-né et l'allaitement maternel.

VIII. TRAITEMENT CLASSIQUE

Les méthodes utilisées pour traiter la dépression post-partum comprennent :

- les consultations médicopsychologiques (thérapie) ;
- les réseaux de soutien ;
- la pharmacothérapie (antidépresseurs) ;
- les hospitalisations conjointes (dans des unités parents-enfants : au nombre d'une vingtaine en France, elles accueillent les mères en très grande difficulté à temps plein ou en journée avec le nouveau-né) ;
- les visites à domicile effectuées par des puéricultrices, en coordination avec des hôpitaux.

Certains conseils peuvent être donnés pour surmonter la dépression post-partum :

- savoir accepter les aides extérieures (assistance pour les soins du bébé, le ménage, les courses…) ;
- savoir prendre du repos, récupérer et en profiter lorsque le bébé dort : tisane, bain chaud relaxant, musique, shopping… ;
- adopter une alimentation saine et équilibrée ;
- éviter d'être trop exigeante envers soi-même et ne pas se stresser ;
- pratiquer des exercices doux et relaxants : yoga, taï chi, sophrologie, autohypnose… ;
- se concentrer sur les buts à court terme plutôt que sur ceux à long terme ;
- se livrer à une activité quotidienne agréable comme faire une promenade, prendre un bain ou discuter avec une amie ;
- parler de ses difficultés à ses proches, notamment au conjoint, exprimer et partager ses craintes, ses angoisses ainsi que toutes ses émotions ;
- éviter toutes les situations qui pourraient engendrer le stress ou apprendre à gérer son stress ;
- ne pas hésiter à parler à son médecin ou à un professionnel de santé (PMI) ;
- être assidue aux séances de psychothérapie proposées par les médecins ou par les puéricultrices.

La dépression post-partum est souvent considérée comme un trouble tabou. Le fait d'être enceinte et de mettre au monde un bébé est envisagé par la société comme un des moments heureux de l'existence. Déprimer, alors que l'enfant se développe, devient ambivalent. Ainsi, il peut être intéressant d'envisager l'hypnose comme une alternative au traitement classique.

IX. HYPNOSE ET DÉPRESSION POST-PARTUM

La dépression post-partum ressemble à beaucoup d'autres formes de dépression, à cela près que certains des symptômes sont associés à des pensées au sujet du bébé.

Lorsque l'on parle de l'hypnose en obstétrique, on fait référence à l'hypnose comme procédé psychologique d'analgésie pour l'accouchement. Le langage hypnotique fait appel à un fonctionnement mental où prédominent :

- les capacités analogiques ;
- la sensibilité et l'émotivité ;
- la visualisation d'images ;
- les rapprochements métaphoriques.

L'hypnothérapie permet de créer et d'amplifier des ressources comportementales et psychologiques pour se connecter à nouveau aux notions de bien-être et de joie de vivre. Elle replace les choses dans une **direction positive** où il est possible d'adopter un comportement plus sain vis-à-vis du futur et de mieux gérer les changements d'humeur. Elle peut être associée aux techniques de la psychologie de l'énergie et à l'EMDR. L'hypnothérapie intégrative®, développée par Varma, aide à lutter efficacement contre les pensées négatives, notamment par le renforcement du moi. Avec des approches comme la régression en âge, les stimulations alternatives hypnotiques® ou la thérapie des états du moi, elle offre la possibilité de découvrir et de retraiter des expériences passées et des souvenirs qui peuvent être la source de certains épisodes dépressifs actuels.

Traitement associé

Le rôle du père est largement ignoré. On en parle très rarement dans l'accompagnement. Cependant, sa présence permet d'éviter une dépression postnatale et peut participer au traitement. En effet, un père présent et aimant pour son nouveau-né peut pallier le manque d'interactions entre une mère déprimée et le bébé.

Il convient aussi de donner des conseils à l'entourage :

- rassurer ;
- soulager l'isolement ;
- éviter de culpabiliser avec des phrases du genre : "Il faut que…", "Tu devrais être heureuse…", "Pense à ton bébé…"

Les proches peuvent aider la mère en étant simplement présents, patients et à l'écoute.

X. CAS CLINIQUE

Mme X, auxiliaire de puériculture, a accouché, il y a trois mois, d'une petite fille prénommée Mina. Elle vient me consulter pour les raisons suivantes :

- elle pleure sans raison ;
- elle constate une perte d'appétit ;
- elle a peur de faire du mal à son bébé ;
- en fin de journée, elle ressent des angoisses importantes ainsi qu'une grande fatigue ;
- et elle se plaint d'une absence de désir sexuel.

Son mari, ingénieur, est très présent en dehors de son travail. Et sa belle-famille la soutient aussi beaucoup. De son côté, elle n'a pas de famille.

Les questionnaires révèlent :
- inventaire de dépression de Beck = 26 ;
- échelle d'affirmation de soi de Rathus = 100 ;
- schémas de Young et de Klosko :
  - Sentiment d'abandon = 26 ;
  - Méfiance et abus = 28 ;
  - Sentiment d'échec = 23 ;
  - Exigences élevées = 30 ;
  - Sentiment d'assujettissement = 22 ;
- questionnaire EPDS = 19.

Le diagnostic de la dépression post-partum peut être posé, associé à des schémas non résolus.

Pour aider Mme X, je décide de suivre le protocole de l'hypnothérapie intégrative®. Les sept premières rencontres sont consacrées à la stabilisation. Au cours des trois premiers rendez-vous, j'enregistre les séances d'hypnose avec des suggestions de renforcement du moi, sur son téléphone portable, et je lui demande d'écouter un de ces enregistrements, une fois par jour. Je consacre une séance pour enseigner l'autohypnose et, une autre, pour la Thérapie du Champ Mental. Au cours de deux autres rendez-vous, par des stimulations alternatives hypnotiques®, j'effectue un ancrage positif en renforçant les sensations et les émotions agréables associées à des expériences de calme et de confiance en soi pendant que Mme X garde son bébé sur son giron.

Après cette première phase de stabilisation, je procède au traitement des traumatismes que la patiente a subi. Les images ciblées concernent la mère schizophrène, le père inconnu et le placement en famille d'accueil pendant l'enfance. Pour accéder à ces souvenirs, j'utilise des techniques d'hypno-analyse, notamment la régression en âge et le pont d'affect en partant de son angoisse actuelle. Pour la désensibilisation, je me sers des stimulations alternatives hypnotiques®, de la Thérapie du Champ Mental et du reparentage. Pendant que je maintiens les stimulations alternatives auditives, je l'encourage également à verbaliser ce qu'elle ressent pour la libérer de sa difficulté à exprimer ses émotions.

Pendant le traitement des traumatismes, un état du moi, appelé "Peur", se manifeste. Je traite les événements le concernant et j'installe des croyances appropriées comme : "J'ai fait ce que j'ai pu" au lieu de : "Je suis impuissante", affirmation associée aux traumatismes. Comme l'état du moi "Peur" a besoin de sécurité, je le mets en relation avec une autre partie de Mme X qui se fait appeler "Drôle". Cette dernière accepte de s'occuper de "Peur" et s'engage à le rassurer et à l'aider à prendre de la distance.

La troisième étape du traitement consiste à permettre à Mme X de prendre conscience des pensées automatiques contenant des distorsions cognitives et à lui apprendre à les remplacer par des pensées alternatives rationnelles appropriées. Cette étape apparaît nécessaire pour renforcer sa capacité à gérer efficacement les émotions désagréables associées aux événements de sa vie actuelle.

Les pensées dysfonctionnelles fréquentes chez Mme X concernent la maximalisation et la minimalisation, le raisonnement émotionnel et l'inférence arbitraire. Cette dernière erreur logique, qui se révèle dans les pensées automatiques, se rapporte surtout à l'inquiétude de la patiente par rapport à son rôle de mère. Elle se dit souvent : "C'est facile de faire du mal à un enfant" et "Je ne sais pas être mère ; je n'ai pas de modèle". En lui faisant remplir le tableau en six colonnes de Varma, présenté dans son séminaire *Dépression,* j'aide Mme X à identifier ses distorsions cognitives et à remplacer ses pensées automatiques par des pensées alternatives rationnelles afin de la libérer de ses inquiétudes.

La quatrième, et dernière étape, porte sur le traitement des schémas. En me servant surtout du pont d'affect et des stimulations alternatives hypnotiques®, je traite les schémas suivants : Sentiment d'abandon, Méfiance et abus, Sentiment d'échec, Sentiment d'assujettissement et Exigences élevées. Un état du moi appelé "Volonté" apparaît lors du traitement des Exigences élevées. "Volonté", très exigeante, veut que Mme X avance toujours. Cependant, cette partie manque de confiance. Après avoir traité les événements en rapport avec "Volonté", je contacte un autre état du moi, qui se présente comme "Celle qui sait", pour donner confiance à "Volonté".

Parallèlement à cette psychothérapie, des massages du bébé sont proposés à la patiente pour favoriser le contact kinesthésique. De plus, il lui est recommandé de passer du temps avec l'enfant en jouant avec lui et en le promenant. Le soir, le relais est pris par le père et, en week-end, par la belle-famille. Mina est un bébé facile et éveillé. L'allaitement est poursuivi jusqu'à ce que Mina ait six mois.

Pour conclure :

- l'hypnothérapie intégrative® s'est montrée efficace ;
- le rôle de l'entourage a été un facteur important ;
- le traitement est indispensable pour préserver le lien d'attachement ;
- la question de la prévention de la dépression post-partum reste posée.

A la fin du traitement, Mme X a repris son travail. Mina est allée à la crèche de l'hôpital où travaillait sa mère et s'est bien développée. Pour les deux ans de Mina, sa maman m'a adressé cette lettre qu'elle m'a autorisée à vous communiquer : "Il y a quelques années, j'ai lu un livre de Cyrulnik où il imaginait la résilience en racontant l'histoire d'un petit garçon qui n'avait pas un entourage équilibrant, mais qui avait trouvé la force de se battre grâce à un jardinier qu'il croisait tous les jours sur le chemin de l'école. Depuis notre rencontre, et encore plus aujourd'hui, vous êtes, et à tout point de vue, mon « jardinier ». Merci du fond du cœur !"

Références :

ANDRE J., AUPETIT L. (sous la direction de) : *Maternités traumatiques*. Paris : Presses Universitaires de France, 2010, Coll.: Petite bibliothèque de psychanalyse, 2010.

BYDLOWSKI M., PAPIERNIK E., *La névrose traumatique post-obstétricale "Signal symptôme" dans la prophylaxie des accidents périnataux*. Paris : Médecine et Hygiène, 1978, 36, pages 1272, 352-354.

McCARTHY P., "Hypnosis in obstetrics" in *Australian Journal of Clinical and Experimental Hypnosis*, 1998, 26, pages 35-42.

DAYAN J., *Les dépressions périnatales : Evaluer et traiter*. Paris : Masson, Coll.: Médecine et psychothérapie, 2008.

DAYAN J., *Maman, pourquoi tu pleures? Les désordres émotionnels de la grossesse et de la maternité*. Paris : Odile Jacob, 2002.

HORNYAK L., and GREEN J., *Healing From Within: The use of hypnosis in women's health care.* Washington, DC: American Psychological Association, 2000.

MARTIN A., SCHAUBLE P., RAI S. and WHIT CURRY R., "The Effects of Hypnosis on the Labor Processes and Birth Outcomes of Pregnant Adolescents" in *The Journal of Family Practice,* May 2001, 50(5): 441-443.

MANZANO J., RIGHETTI-VELTEMA M., PERREARD C., *La psychiatrie de l'enfant*. Paris : Presses Universitaires de France, 1997, vol. 40, n°2, pages 533-552.

MAZET Ph., "Les dysharmonies précoces du développement" in LEBOVICI S., DIATKINER R., SOULE M., *Nouveau traité de psychiatrie de l'enfant et de l'adolescent*. Paris : PUF, 1995, pages 1159-1170.

MISSONNIER S., GOLSE B., SOULE M., *La grossesse, l'enfant virtuel et la parentalité.* Paris : Presses Universitaires de France, Coll.: Monographies de la psychiatrie, 2004.
MOLENAT F., *Naissances : Pour une éthique de la prévention.* Paris : Erès, Coll.: Prévention en maternité, 2001.
MOLENAT F., *Prévention précoce : Petit traité pour construire des liens humains.* Paris : Erès, Coll.: Prévention en maternité, 2009.
MURRAY L., COOPER P.J., STEIN A., "Postnatal Depression and Infant Development" in *British Medical Journal*, 1991, 302, pages 978-979.
O'HARA J., MICHAEL W., NEUNABER, DANNY J., ZEKOSKI E.M., "Prospective Study of Postpartum Depression: Prevalence, Course, and Predictive Factors" in *Journal of Abnormal Psychology*, May 1984, vol. 93 (2), pages 158-171.
VARMA D., *Dépression* : manuel du séminaire. Malakoff : Institut Sakti d'Hypnose Clinique, 1999.
YOUNG J., KLOSKO J., *Reinventing Your Life.* New York: Plume, 1994. Tr. fr. *Je réinvente ma vie.* Montréal : Editions de l'Homme, 1995.

OSTÉOPATHIE ET HYPNOSE, UNE SYNERGIE DANS LE TRAITEMENT DE LA DÉPRESSION

Christine PILLON-DEBOVES

Dans la définition médicale, la dépression est un ensemble de symptômes concomitants (trouble de l'humeur, perte de motivation, perturbation sévère du sommeil…). Sa gravité est évaluée au moyen de différents tests employés par les médecins et par les psychologues. L'échelle du docteur Aaron T. Beck, psychiatre, est fréquemment utilisée. Ce dernier distingue quatre niveaux de dépression :

- absence de dépression ;
- dépression légère ;
- dépression moyenne ;
- dépression grave (1).

Cette échelle permet à chaque professionnel d'avoir le même langage et d'évaluer aussi la progression du traitement. D'après les sources de l'O.M.S., 17 % des Français sont susceptibles de faire une dépression dans leur vie.

Nous savons tous que cette pathologie a des causes multiples. L'expression populaire : « Il (ou elle) est tombé(e) en dépression » démontre que chacun d'entre nous a conscience, intuitivement, que ce trouble est associé à une perte d'équilibre physiologique.

Il existe de nombreuses formes de dépression. Il y a les déprimés chroniques que nous connaissons tous autour de nous : ils sont toujours tristes, moroses, ils manquent d'enthousiasme… Leur code génétique les prédispose-t-il à cet état ou ce dernier est-il causé par les événements de leur vie ? Nous avons les dépressions saisonnières en fonction des périodes physiologiques : les cycles chez la femme, la ménopause, l'andropause... et les dépressions post-traumatiques tels que le décès d'un proche, la perte d'emploi, les échecs personnels (examen)... Au début de ma carrière, j'exerçais comme kinésithérapeute. Très rapidement, j'ai délaissé cette pratique pour me consacrer exclusivement à l'ostéopathie. Ainsi, en plus de vingt-cinq ans d'expérience clinique, j'ai rencontré de nombreuses personnes déprimées. Et, à travers deux cas cliniques, je vais vous présenter la cascade physiologique qui peut provoquer la dépression ainsi que les intérêts thérapeutiques de l'hypnose et de l'ostéopathie.

I. PREMIER CAS : CLAUDINE

Claudine vient me consulter, pour la première fois, à l'âge de cinquante-cinq ans. Une de ses collègues de travail lui a recommandé de me voir.

a. Motif de la consultation

Elle souffre d'une sciatique à la jambe gauche, depuis huit mois. Au cours de l'anamnèse, elle m'informe aussi qu'elle se sent gravement déprimée. C'est un cas très classique en ostéopathie. En effet, de nombreuses personnes s'adressent aux ostéopathes pour des douleurs, en première demande. Et, la plupart du temps, elles ignorent que cette thérapie peut également les aider à soulager la dépression.

b. Anamnèse

Mère de deux enfants, Claudine est divorcée. Elle travaille dans une administration. Depuis plusieurs années, elle est complètement démotivée. Cependant, elle mobilise toute l'énergie qui lui reste pour garder son travail. Le reste du temps, elle ne fait rien. Entreprendre quelque chose lui paraît insurmontable. Les enfants ont quitté la maison. Son sommeil est extrêmement perturbé. Elle éprouve un sentiment de désespoir et de nullité ainsi qu'une sensation d'oppression et d'essoufflement. Dans cet article, je ne rentrerai pas dans les détails du traitement ostéopathique qui se compose de manœuvres techniques dépourvues d'intérêt, dans le cas présent. Mais, je vais vous exposer le raisonnement anatomophysiologique.

c. Bilan ostéopathique en général

L'ostéopathie est une merveilleuse discipline qui éduque le praticien à ressentir la mobilité des tissus physiologiques de l'être humain. Grâce à la palpation, l'ostéopathe peut déterminer les zones en restriction de mobilité qui sont susceptibles d'altérer l'état de santé des différents systèmes du corps :

- **le système ostéo-articulaire** qui comprend le squelette, c'est-à-dire les os, les ligaments et le système musculaire ;
- **le système viscéral** qui s'étend de la bouche à l'anus à travers des tissus différenciés, mais en continuité anatomique ; cette dernière notion est essentielle dans le raisonnement ostéopathique ;
- **le système nerveux** qui inclut le système central et périphérique ainsi que le système neurovégétatif ;
- **le système vasculaire** qui comprend les veines, les artères et les lymphes ;
- **le système endocrinien** qui regroupe l'hypophyse, la thyroïde, la parathyroïde, le thymus, le pancréas, les surrénales, les testicules chez l'homme et les ovaires chez la femme.

Tous ces systèmes unissent l'ensemble des structures du corps humain.

L'ostéopathe a pour but de repérer l'élément ou les éléments perturbateurs et de les corriger si cette démarche relève de son domaine de compétence. Donc, par définition, une lésion ostéopathique est une modification de la mobilité tissulaire. Et cette dernière peut être d'origine différente :

- un traumatisme physique (toutes les chutes, la naissance…) ;
- un traumatisme émotionnel (une séparation, un décès, un événement désagréable vécu pendant la petite enfance…) ;
- un déficit génétique (le diabète…) ;
- un déficit organique (une malformation rénale, un déficit hépatique…) ;
- une perte énergétique (un comportement alimentaire inapproprié, un trouble du sommeil…) ;
- une intoxication chimique (médicamenteuse, alimentaire…).

En utilisant exclusivement les palpations, l'ostéopathe va corriger les restrictions de la mobilité tissulaire afin de permettre à l'organisme de retrouver son autorégulation et son homéostasie.

Chez Claudine, je constate :

- une très forte restriction due à la perturbation de son système ostéo-articulaire au niveau du bassin et ;
- une forte diminution du MRP (le mouvement respiratoire primaire).

Pour comprendre le MRP, il faut connaître quelques notions anatomiques. La dure-mère est une enveloppe très solide, fixée à l'intérieur de la boîte crânienne. Elle entoure l'encéphale et elle se prolonge autour de la moelle épinière pour se fixer, dans sa partie inférieure, sur l'os du sacrum. A l'intérieur de cette enveloppe, le système nerveux baigne dans le liquide céphalorachidien (LCR). Ce système est animé en permanence par un mouvement oscillatoire, de douze à quatorze battements par minute, que les ostéopathes nomment le mouvement respiratoire primaire (MRP). Seuls, ces derniers sont entraînés à ressentir, à diagnostiquer et à rétablir le bon mouvement du MRP, absolument indispensable à un bon fonctionnement physiologique général. Le système dure-mérien est en relation anatomique via les fascias, entre autres, avec le diaphragme abdominal et le diaphragme périnéal. Ces trois diaphragmes (crânien, abdominal et périnéal) sont animés par un mouvement oscillatoire qui doit être synchronisé entre eux afin d'assurer, dans les meilleures conditions, la circulation des liquides dans tout le corps : de haut en bas et de bas en haut, de droite à gauche et de gauche à droite, d'avant en arrière et d'arrière en avant. Une bonne fonction liquidienne permet de nourrir tous les tissus jusqu'au plus profond de la cellule et de la drainer. Toute personne déprimée a une très forte perturbation de son MRP, aussi bien au niveau de la fréquence que de l'amplitude. Cause ou conséquence, l'adaptation du système nerveux en est perturbée. Claudine présente également une altération de la plasticité de son système nerveux.

d. Traitement ostéopathique

Dans le cas de Claudine, le bilan ostéopathique m'a amenée à travailler, à libérer et à redonner de la mobilité à la zone lombaire ainsi qu'au système nerveux central et périphérique et à relancer les mouvements diaphragmatiques et son MRP.

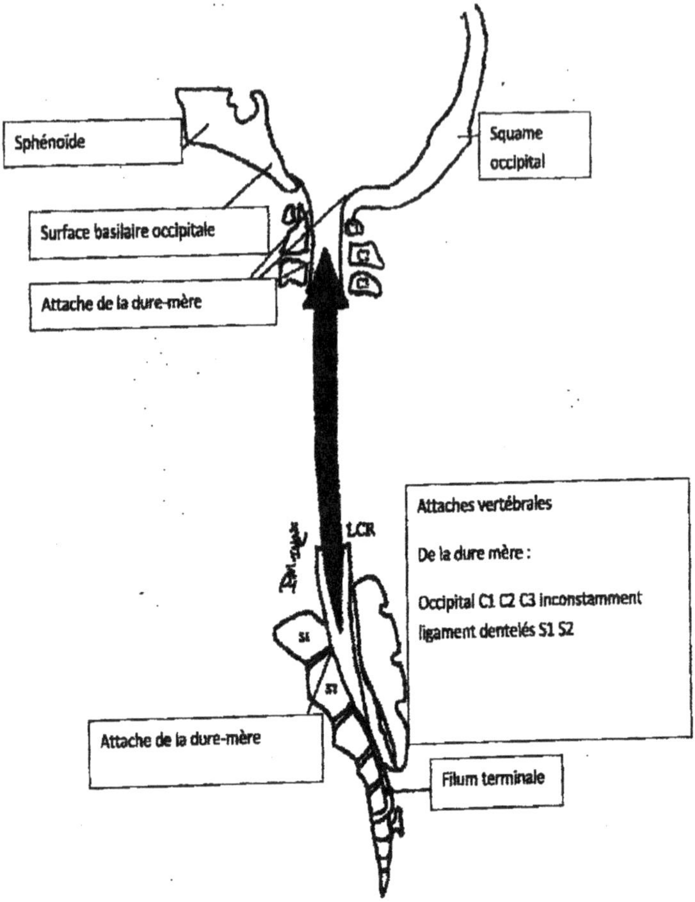

Les attaches de la dure-mère
sur une vue latérale du système crânio-sacré (2)
(reproduit avec l'autorisation de l'éditeur)

e. Observations

A la palpation, la densité des tissus des différents systèmes décrits précédemment informe l'ostéopathe de la gravité des traumatismes vécus par la personne. La perte de mobilité peut être multifactorielle, mais elle entraîne systématiquement une diminution générale d'adaptation de sa fonction physiologique. Le reflet tissulaire de Claudine m'indique le poids de son histoire familiale, depuis sa toute petite enfance, alors que je ne connais rien sur elle. Dès la première séance, Claudine me confie qu'elle est régulièrement envahie par la culpabilité, qu'elle manifeste une empathie excessive et qu'elle supporte mal le fait que sa mère n'a jamais connu la sienne.

f. Deuxième séance

La sciatique a complètement disparu après la première séance. C'est très important, car c'était le motif de la consultation de Claudine. Donc, la cible a été atteinte. La confiance de la patiente envers la thérapeute s'installe et cette relation est indispensable pour le bon résultat des traitements. Elle se plaint de céphalées et d'une douleur lombaire. Cependant, elle ressent un peu plus de vitalité même si elle continue à pleurer très fréquemment.

Au fil des séances, les douleurs physiques continuent à s'atténuer, mais ma lecture de son état émotionnel me conduit à la guider, progressivement, vers une psychothérapie hypnotique. Ainsi, parallèlement à ma thérapie, je lui conseille de consulter un hypnothérapeute. La synergie de nos pratiques permet rapidement à la patiente de connaître un confort et une amélioration de vie. De mon côté, je peux travailler de plus en plus en profondeur pour libérer, au maximum, toutes les mobilités tissulaires.

Au début du traitement avec Claudine, l'hypnothérapeute me communique son bilan psychologique qui confirme une dépression grave, d'après l'échelle de Beck. Les scores des schémas, selon Young et Klosko (3), sont très élevés, en particulier, le Sentiment d'abandon qui est à 35, la Carence affective à 27, la Méfiance et abus à 29, le Sentiment d'échec à 47 et le Sentiment d'exclusion à 45.

Au fur et à mesure que notre travail de collaboration avance, ce praticien me précise qu'après quelques séances d'ostéopathie, le progrès thérapeutique en hypnose est plus facile et que Claudine a beaucoup plus de ressenti. Ainsi, par exemple, la correction de la sous-énergie, qui nécessite un contact sur le sternum, n'était pas envisageable au début du traitement, car la patiente ressentait une forte oppression, lorsqu'on touchait cet endroit de son corps. A la suite de la libération physique, ce contact est devenu concevable et praticable. Le renforcement du moi, alliant le mécanisme respiratoire à des suggestions de détente et de calme, a pu s'effectuer grâce à la libération de la mobilité thoracique. Petit à petit, elle reprend goût à la vie. Elle se remet à cuisiner, à ranger ses cartons du déménagement qui date de trois ans… Mais, elle reste fragile, car elle a besoin de terminer sa thérapie et de traiter ses schémas pour stabiliser son terrain.

Ma pratique quotidienne me confirme que la libération corporelle entraîne la libération émotionnelle et que l'inverse est également vrai : la libération émotionnelle permet la libération corporelle.

g. Comment peut-on expliquer la dépression en 2012 ?

D'après les connaissances scientifiques actuelles sur les mécanismes neuroendocriniens, il semblerait que, durant la dépression, la personne ait une carence en neuro-transmetteurs, notamment en sérotonine.

Ainsi, nous pouvons schématiser les mécanismes. Dès que la personne subit un stress ou une forte émotion, l'axe hypothalamo-hypophysaire-surrénalien (HHS) est activé afin de réagir à la situation. Aussitôt que l'émotion ou que le stress disparaît, l'adrénaline et le cortisol transmettent cette information à l'hypophyse et au système limbique pour qu'ils diminuent ou qu'ils cessent la sécrétion de corticostimuline et des autres hormones du stress. Le plein de noradrénaline et de sérotonine se refait et le circuit HHS s'apaise. Si les facteurs de stress sont répétés, le cerveau se trouve surchargé au niveau biochimique et freine sa capacité à interrompre la réaction au stress. C'est le début de l'anxiété, l'axe HHS est en hyperactivité. Une action trop prolongée de cet axe HHS modifie la biochimie de notre cerveau et peut aboutir à une dépression. A la page suivante, vous trouverez un schéma qui explique le processus de la dépression et qui s'inspire du travail de ma consœur, Nathalie Camirand (4).

Evidemment, cette hypothèse n'est pas exclusive. Mais, il faut repenser à l'anatomie et à ces neuromédiateurs qui ont des supports anatomiques que je vais vous présenter.

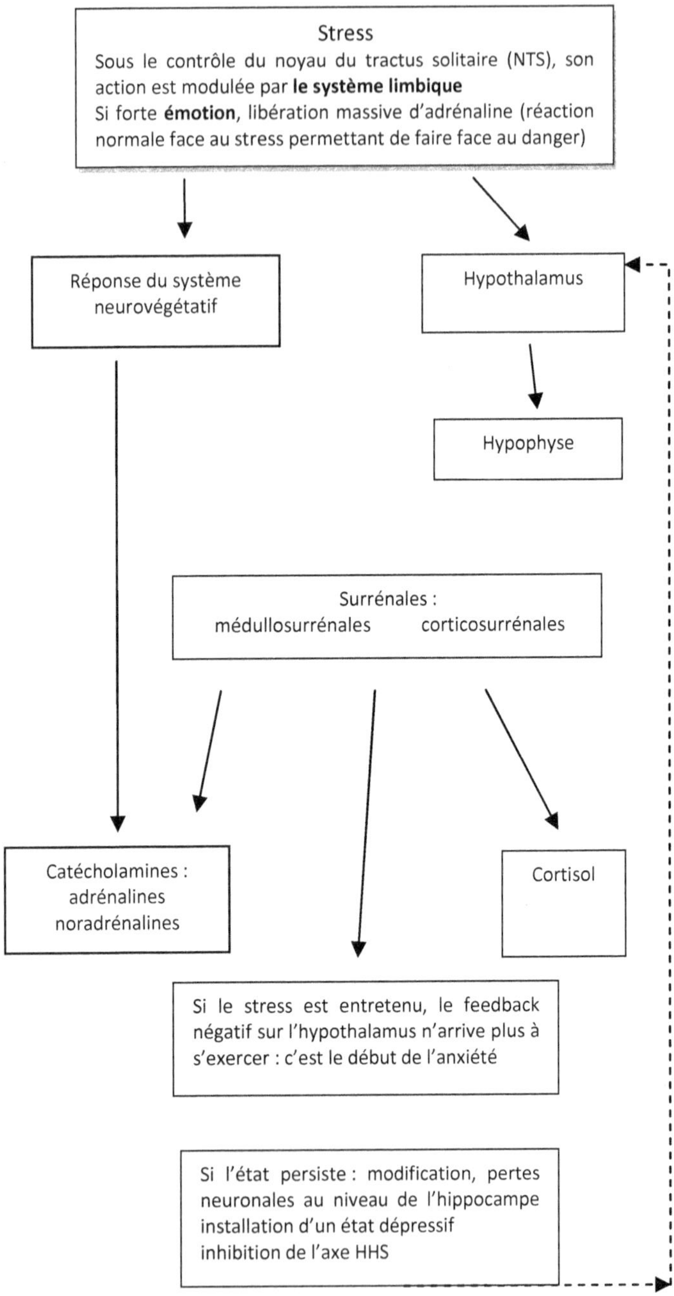
Stress
Sous le contrôle du noyau du tractus solitaire (NTS), son action est modulée par **le système limbique**
Si forte **émotion**, libération massive d'adrénaline (réaction normale face au stress permettant de faire face au danger)
Réponse du système neurovégétatif
Hypothalamus
Hypophyse
Surrénales :
médullosurrénales corticosurrénales
Catécholamines :
adrénalines
noradrénalines
Cortisol
Si le stress est entretenu, le feedback négatif sur l'hypothalamus n'arrive plus à s'exercer : c'est le début de l'anxiété
Si l'état persiste : modification, pertes neuronales au niveau de l'hippocampe
installation d'un état dépressif
inhibition de l'axe HHS

h. Le système limbique : le réservoir de nos émotions

Plusieurs aires cérébrales, qui contribuent à la circulation de l'humeur et à la régulation de l'appétit, du sommeil, du désir sexuel et de la mémoire, sont perturbées chez les personnes dépressives. Normalement, ces zones reçoivent des signaux en provenance des neurones qui sécrètent de la sérotonine ou de la noradrénaline. Une baisse de l'activité de ces circuits favoriserait l'installation d'un état dépressif. La noradrénaline est stockée au sein du locus cœruleus qui est situé au centre du tronc cérébral. Une diminution de la noradrénaline (NA) suscite fréquemment un état dépressif. Les corps cellulaires des neurones noradrénergiques (ceux qui libèrent la NA) sont localisés dans le tronc cérébral, surtout dans le locus cœruleus. Ils ont des prolongements vers de nombreuses régions du cerveau dont le système limbique impliqué dans le contrôle des émotions. Une diminution de la concentration synaptique en sérotonine serait une autre cause de la dépression, car elle aboutirait à une diminution de la concentration en noradrénaline.

Comme je vous l'ai expliqué précédemment, cette biochimie cérébrale est sous l'influence des surrénales. Ces glandes sont placées au-dessus des reins. Une perte de mobilité de cette zone entraînera une modification de l'activité des surrénales, et donc de l'axe HHS.

L'ostéopathie a pour rôle d'améliorer la mobilité tissulaire ainsi que tous les échanges liquidiens qui sont le support de nos hormones, de nos neuromédiateurs, de nos lignées sanguines… Plus la personne est en équilibre physiologique neuroendocrinien glandulaire, plus elle est capable de gérer efficacement son stress. Et l'hypnose permet d'accéder aux informations stockées dans le système limbique, lesquelles peuvent alimenter une hyperactivité de l'axe HHS. Le travail de désensibilisation et l'installation de nouvelles croyances appropriées permettent d'apaiser durablement l'axe HHS.

i. Conclusion du cas de Claudine

Ses douleurs physiques étaient dues, en partie, à son état émotionnel. Mais, pour une femme qui a vécu des maternités, qui ont constitué des chocs physiques dans sa vie, il est absolument indispensable de libérer les restrictions de mobilité. La synergie du travail "ostéopathie-hypnose" permet d'effectuer rapidement cette libération. Par ailleurs, si je ne lui avais pas recommandé de commencer une hypnothérapie, elle n'aurait jamais choisi cette approche thérapeutique, de sa propre initiative, car, même si l'hypnose se popularise, elle éveille toujours la méfiance de beaucoup de gens.

II. DEUXIÈME CAS : ÉLODIE

Elodie a vingt ans. Elle est étudiante en seconde année de droit. Elle m'a été envoyée par son généraliste que je remercie de m'avoir fait confiance. Mais, je suis surtout reconnaissante à Elodie d'avoir cru en moi. Les généralistes sont les mieux placés pour diagnostiquer la dépression. Leur collaboration est essentielle dans l'intérêt de tous. Je vous rappelle que, d'après les sources de l'O.M.S., 17 % des Français sont susceptibles de faire une dépression dans leur vie.

a. Anamnèse

Elodie est née dans une famille équilibrée. Mais, depuis quelques années, elle ressent une grande fatigue et connaît une grande perte d'intérêt pour la vie sociale. Elle a maigri. Evidemment, son médecin généraliste lui a fait faire tous les bilans médicaux : tout va bien d'un point de vue organique. Le praticien en est arrivé à la conclusion qu'il s'agissait d'une dépression. Il lui a prescrit des anti-dépresseurs et, depuis six mois, Elodie est suivie par une psychologue. Mais, elle n'a constaté aucune amélioration. Au contraire, son état s'est dégradé. Ainsi, il lui est de plus en plus difficile de se concentrer sur ses études. Elle évoque des idées noires… Elle se plaint de douleurs musculaires diffuses dans les trapèzes. Ses nuits ne sont pas reposantes et, de ce fait, elle est fatiguée dès son réveil.

b. Bilan ostéopathique

Comme très souvent chez les déprimés, la mobilité tissulaire d'Elodie, dans son ensemble, est considérablement réduite. Ainsi, l'esquisse d'un pli cutané au niveau des trapèzes provoque une douleur extrême chez la patiente. Son mouvement respiratoire primaire, que je vous ai décrit précédemment, a perdu de l'amplitude ainsi que du rythme et je constate une restriction de l'amplitude au niveau de sa respiration diaphragmatique. Donc, je retrouve le schéma type d'une personne déprimée. Le raisonnement ostéopathique a toujours pour but de trouver l'origine. Est-elle organique, mécanique et/ou émotionnelle ? En recherchant la cause, le praticien enregistre les zones de restrictions pour pouvoir analyser les mécanismes des lésions et en corriger ainsi l'origine. Puis grâce à ses connaissances physiologiques, il détermine un plan de traitement où son objectif est de libérer et de redonner de la mobilité tissulaire afin que l'autorégulation du patient fonctionne à nouveau normalement. L'ostéopathe a un rôle de catalyseur pour permettre au corps de guérir par lui-même. D'un point de vue ostéo-articulaire, Elodie présente une forte restriction de la mobilité de son coccyx et de son sacrum. En effet, dans le corps, chaque articulation a une mobilité selon des axes bien définis. Le travail de l'ostéopathe consiste à analyser le mouvement et l'absence de mouvement. Après l'avoir questionnée, j'apprends que, dans son enfance, elle est tombée sur les fesses à la patinoire et que cette chute a provoqué, au niveau du coccyx, des douleurs aiguës qui ont totalement disparu aujourd'hui. Mon intervention a comme objectif de redonner de la mobilité à son coccyx, de libérer son bassin ainsi que de relancer les mouvements des diaphragmes pelvien, thoracique et crânien.

c. Résultats

Immédiatement après mon intervention, Elodie va mieux. Elle reprend goût à la vie. Toutes ses fonctions physiologiques redémarrent. Deux mois après, elle fait une seconde séance pour consolider les acquis. Deux ans après la fin de la thérapie, j'ai l'occasion d'avoir de ses nouvelles. Elle se sent parfaitement équilibrée sur le plan physique et psychologique. Nous pouvons trouver cela magique, mais l'explication physiologique est la suivante :

- le fait de rééquilibrer les tensions sur le système ostéo-articulaire de son bassin a permis de relâcher les tensions secondaires du système nerveux (voir le schéma des attaches de la dure-mère). Il s'en est suivi un rééquilibrage de son système neurovégétatif et de son système neuroendocrinien ;
- et les rythmes des différents flux liquidiens se sont à nouveau harmonisés au niveau de leur physiologie.

CONCLUSION

Je tenais beaucoup à vous présenter ce second cas pour vous faire comprendre à quel point un blocage, purement mécanique, peut entraîner une perturbation au niveau psychologique et, en l'occurrence, une dépression.

Les traitements médicamenteux et psychothérapique se sont révélés inefficaces. Mais, l'ostéopathie, à elle seule, a suffi à libérer Elodie de sa dépression. De tels exemples sont rares. Le cas de dépression de Claudine est beaucoup plus fréquent.

Les causes de cette pathologie sont multiples. De ce fait, il est facile de comprendre l'intérêt que présente la synergie de l'hypnose et de l'ostéopathie qui permet de traiter la personne dans sa globalité et d'obtenir des résultats plus rapides et durables dans le traitement de la dépression.

Références :

1. BECK A.T., WARD C.H., MENDELSON M., MOCK J., ERBAUGH J.K., "An Inventory for Measuring Depression" in *Archives of General Psychiatry*, 1961, vol. 4, pages 561-571.
2. FIAMMETTI R., *Respire ! La respiration totale pour tous*. Paris : Médicis, 2009, page 39.
3. YOUNG J., KLOSKO J., *Reinventing your Life*. New York: Plume, 1994. Tr. fr. *Je réinvente ma vie*. Montréal : Editions de l'Homme, 1995.
4. CAMIRAND N., *Dysfonctions glandulaires et nerveuses - diagnostic et traitement ostéopathique*. Paris : Maloine, 2011, page 103.

LA PERSONNE DÉPRIMÉE ET SA FAMILLE

Véronique MEYER

Pour vous présenter le cas d'une personne que j'ai traitée pour une dépression, je me suis appuyée sur ma pratique clinique et, à partir de cette dernière, j'ai cherché la théorie qui était la plus appropriée pour expliquer mon travail. Et sans aucun doute, ce fut la théorie systémique.

Je vais d'abord vous exposer brièvement la théorie systémique. Et pour cela, je me suis inspirée des quatre livres suivants :

- *La double contrainte* de Wittezaele (1) ;
- *Applications en thérapie familiale systémique* d'Albernhe et Albernhe (2) ;
- *Si tu m'aimes, ne m'aime pas* de Mony Elkaim (3) ;
- *Comment survivre à sa propre famille ?* de Mony Elkaim (4).

La théorie systémique a émergé à un moment de convergence entre psychologues et scientifiques. Des cliniciens américains, de la deuxième moitié du XXème siècle, ont remarqué que, quelquefois, lorsqu'un patient était en meilleure santé, souvent toute la famille se portait mieux. D'autres fois, quand l'état du sujet s'améliorait, un autre membre de la famille allait moins bien. Ce type de réaction au sein de la famille voulait-il dire que le symptôme signalait un problème collectif ? Pour trouver une explication à cette évolution, ils se tournèrent vers la théorie générale des systèmes élaborée par le biologiste Ludwig von Bertalanffy. Pour ce dernier, « un système est un ensemble de parties en interaction entre elles et avec leur milieu » (5).

Avant von Bertalanffy, Ferdinand de Saussure, linguiste, avait défini le système comme étant : « une totalité organisée faite d'éléments solidaires ne pouvant être définis que les uns par rapport aux autres en fonction de leur place dans cette totalité » (6).

A Palo Alto, Gregory Bateson, anthropologue, a importé la théorie générale des systèmes et la cybernétique dans le champ des thérapies familiales. Par cybernétique, on entend la science de la signification et de la compréhension des phénomènes communicationnels.

Bateson a énoncé plusieurs lois fondamentales de cette cybernétique.

La loi de la totalité du système
Le système forme un tout, composé d'éléments interdépendants les uns des autres. Cela signifie que si l'on touche une partie du système, le reste va aussi bouger.

La loi de la non-sommativité des éléments
Les interactions entraînent des multiplications. Ainsi, le tout est plus grand que la somme des parties qui le composent. Par exemple, prenons le cas de l'eau. Deux gaz, l'hydrogène et l'oxygène, donnent un liquide qui n'existait pas au départ.

La loi de l'équifinalité
Le même effet n'a pas les mêmes causes et les mêmes contextes causaux n'ont pas le même effet. Ainsi, tous les enfants abandonnés ne développent pas le même symptôme, s'ils en développent un.

L'homéostasie

Un système est capable de s'adapter en permanence pour garder son équilibre intrinsèque. Une famille présente un dysfonctionnement quand elle perd cette capacité et qu'elle connaît la souffrance. Et ce dysfonctionnement aboutit à l'apparition d'un ou de plusieurs symptômes chez un des membres de la famille ; ce dernier est désigné comme le « porteur de symptômes ».

On ne peut pas comprendre entièrement un système si on reste à l'intérieur de ses frontières. Ainsi, une famille ne peut pas se connaître complètement. Elle a besoin d'un regard extérieur. Et ce dernier n'est pas neutre, car on sait que, par le simple fait de son observation, l'observateur modifie ce qu'il regarde.

On voit qu'un système, régi par de telles lois, est obligé de faire communiquer, en permanence, ses différentes parties entre elles. C'est la qualité de cette communication qui permet la pérennité et l'adaptation évolutive du système.

Bateson a mentionné une série de types de communication à risque de pathologies, notamment :

- **la disqualification :** c'est l'absence d'un message, pourtant attendu, pour une reconnaissance positive ;
- **la double contrainte :** Mony Elkaim parle de double contrainte lorsqu'une personne, prise dans une relation intense où il est très important pour elle de déchiffrer les messages qui lui sont adressés, reçoit de la part de l'autre personne deux messages contradictoires, **à deux niveaux différents.** Incapable d'interpréter cette contradiction et ne sachant plus quoi faire ou quoi penser, elle reste pétrifiée et elle devient une victime. L'aspect positif de ce concept est que le problème ne se situe plus au niveau individuel, comme on avait tendance à le

penser avant, mais au niveau relationnel. Mais, son aspect négatif réside dans le fait que l'un des membres de la famille est désigné comme un bourreau, tandis que l'autre devient la victime, dans une perspective linéaire.

Alors, en 1959, Jay Haley a développé le concept de la double contrainte réciproque. S'ouvrait alors une perspective circulaire. Prenons l'exemple de la mère qui en croisant les bras demande à son petit garçon de venir l'embrasser. Et en s'approchant d'elle, l'enfant lui répond en faisant l'éloge des boutons de sa robe. La mère ne sait plus s'il vient pour elle ou pour la robe. La question n'est plus de savoir : "Qui fait quoi à qui ?", mais : "Que font-ils ensemble ?". On passe de la vision d'un mauvais qui piège un bon, à celle de deux personnes prises dans un cercle vicieux. Mony Elkaim parle de "porte tournante". Le problème, ce n'est pas de savoir qui pousse la porte, mais c'est la porte elle-même. A partir de cette nouvelle conception, le thérapeute peut faire alliance avec tous les membres de la famille dont aucun n'est ni bon, ni mauvais.

Une autre chose importante en thérapie systémique est qu'il suffit de déclencher un petit mouvement dans le système et cela entraîne de grands changements. On sait comment les battements d'ailes d'un papillon, à un endroit de la terre, peuvent provoquer un cyclone à l'autre bout de la planète. Edouard Lorenz découvrit cette réalité physique, en 1960.

La fonction du symptôme constitue un autre point important. Le symptôme est une adaptation fonctionnelle à un contexte environnemental. Il a une fonction adaptative. Il signale un dysfonctionnement dans les interactions. Nous verrons plus tard à quoi et à qui sert le symptôme. Il a aussi un sens adaptatif. Il révèle un idéal partagé de fonctionnement auquel chacun dans la famille s'accroche pour maintenir le système en l'état et pour garantir la pérennité des valeurs transmises. Il protège l'homéostasie. Le symptôme aide le système à ne pas changer même si cette situation cause des souffrances.

I. HISTOIRE D'UN ORCHESTRE SYMPHONIQUE QUI FINIT PAR TROUVER LE BON TEMPO

Avec certains patients, j'ai quelquefois l'impression qu'on compose une partition musicale. Au début, il s'agit d'un solo qui n'appartient qu'à celui qui est là. Mais, bientôt, on s'aperçoit qu'en réalité ce solo n'est qu'une petite partie d'un plus vaste ensemble et cela devient alors beaucoup plus compliqué, car chacun joue sa partie et c'est la cacophonie. Mon rôle consiste donc à aider l'ensemble à se mettre au diapason et à trouver le bon rythme.

1. Ouverture : *lentissimo patetico*

C'est l'histoire de Louis qui n'a pas le même rythme que les autres. Louis est un grand adolescent de dix-sept ans qui, la première fois, vient accompagné de sa mère. Il est complètement apathique, replié sur lui-même et a l'air morne. Il semble tout mou. Et des cheveux cachent son front et ses yeux. La mère est une belle femme joviale et souriante.

Quand je leur demande la raison de leur présence, c'est la mère qui me dit : « Louis ne dort plus depuis deux ans. On a tout essayé, mon mari et moi. Il est déscolarisé depuis un an, car il ne pouvait plus suivre en cours ». Je regarde Louis qui a un visage fermé où rien ne transparaît. Lorsque je lui pose une question, il ne répond pas et c'est sa mère qui, de guerre lasse, le fait à sa place. Elle ajoute en le regardant : « C'est devenu une larve. Il est à la maison et il ne fait rien à longueur de journée ».

Il a une sœur aînée qui suit des études supérieures dans la ville voisine et un frère cadet qui, dans son enfance, a présenté des comportements autistiques. J'apprends également que la mère a dû arrêter de travailler pour s'occuper de Louis. Elle ne reconnaît plus en lui l'enfant très vif qu'il était autrefois. Son mari et elle l'ont hospitalisé dans une clinique du sommeil, mais cette démarche n'a fait qu'empirer le problème du patient.

Je demande à Louis comment se passent ses nuits. Il me regarde comme s'il ne comprenait pas la question. Je suggère donc à sa mère de sortir pour que je reste en tête-à-tête avec lui. Quand nous nous retrouvons seuls, tous les deux, Louis souffle. Je lui repose ma question : « Que se passe-t-il avec votre sommeil ? ». Il me regarde et, au bout d'un temps infini, me dit : « C'est une bonne question… ». Un autre temps « infiniiiiiiiiiii », puis il me répond : « Je regarde le plafond toute la nuit ».
Moi : « Et ? »
Louis : « Je n'arrive plus à rien faire ni à lire, je n'arrive même plus à penser. »
Moi : « Et quels sont les avantages ? »
Louis : « ???????? »

Je lui propose alors une séance d'hypnose. Je lui explique ce qu'est l'hypnose, qu'il va m'entendre tout au long de la séance et que cela va lui permettre de se relaxer. Il ne met pas longtemps avant de me donner son accord. Je l'invite à se focaliser sur la respiration. J'induis la détente dans tout son corps, de la tête aux pieds. Je pense qu'il a vraiment beaucoup d'énergie pour arriver à ne pas dormir et qu'il est très fort. Je lui suggère d'aller dans un lieu très agréable en mettant l'accent sur le temps et sur le sentiment de sécurité : « Vous avez beaucoup de temps, tellement de temps. Je ne sais pas ce que vous allez trouver de plus sécurisant dans cet endroit. Peut-être sa beauté ou sa lumière ou les odeurs extraordinaires de ce lieu, les sons ou les sensations de votre corps, toutes ces bonnes sensations…». Il se détend rapidement, se laisse aller et ne tarde pas à fermer les yeux. Je le sens maintenant en sécurité. Je lui propose alors de se connecter avec sa « force intérieure » (7), celle qui sait tout de lui et qui lui permet de résister au sommeil de cette façon.

Il sourit lorsqu'il est en contact avec sa « force intérieure » et je lui apprends à entrer en contact avec cette partie de lui, chaque fois qu'il en a besoin, en utilisant des suggestions adaptées de McNeil et de Frederick : « A partir de maintenant, lorsque vous souhaitez être en contact avec votre « force intérieure », vous pouvez faire venir ces images, ces pensées ou ces sensations dans votre corps associées à ce contact avec elle. Quand vous êtes en contact avec cette partie de vous-même, vous pouvez vous sentir plus calme et plus optimiste. Vous pouvez vous projeter dans le futur en vous imaginant que vous faites ce que vous aimez faire » (8). Je termine la séance en l'invitant à revenir à la réalité de mon bureau, ici et maintenant, et toujours accompagné par sa « force intérieure ». Là encore, il met un temps infini à reprendre ses esprits. Il sourit et dit : « J'ai réussi mon coup… J'ai besoin de TEMPS ». Ce sont les seules paroles qu'il prononce après la séance. Puis, très vite, il reprend l'air apathique qui était le sien au début de notre entretien. Je lui demande s'il veut revenir pour une autre séance. Il est d'accord. Je m'entends alors lui proposer de rencontrer ses deux parents à la séance suivante. Il accepte. Ensuite, je lui recommande de réfléchir aux avantages et aux inconvénients qu'engendre son problème (9). Et nous convenons de nous revoir dans quinze jours. Cette séance a été difficile. Je me suis sentie comme un cheval dans un starting-block qui ne s'ouvrait jamais.

2. Premier mouvement : trio *staccato*

Je vois arriver le père, la mère et le fils. C'est d'abord le père qui parle de la difficulté de voir son fils dans cet état. Il me raconte le parcours scolaire de Louis et, ce qui ressort, c'est que ce dernier n'a pas confiance en lui, qu'il se sent différent et qu'il n'aime pas se tromper. Pendant tout le début de l'entretien, Louis n'ouvre pas la bouche. Quand je lui pose une question, il regarde ses parents, l'air absent, et c'est soit la mère, soit le père qui, de guerre lasse, finit par répondre. C'est difficile à vivre pour une pauvre thérapeute. J'ai le sentiment d'assister à un bras de fer invisible dont il ne pourrait sortir d'autre vainqueur que les parents.

La mère, *lamentoso*, me dit : « Je n'arrive plus à le cerner. Il n'investit plus rien, même pas sa chambre ! ». Louis intervient, presque vif : « On a repeint ma chambre sans demander mon avis. On ne m'écoute jamais ! ». Je remarque un trio constructif autour de la chambre du fils d'où il ressort un accord. Louis récupèrera la chambre de sa sœur qui est plus isolée. Ainsi, il sera plus tranquille et pourra se « décoller » de son petit frère.

3. Deuxième mouvement : *pianissimo*

Au troisième rendez-vous, Louis arrive avec sa mère. Pendant cinq minutes, elle parle de la difficulté de voir son fils comme cela et, après, elle nous laisse. Il me regarde un long moment sans parler. Puis il me dit qu'il a réussi à faire une sieste, mais qu'il s'est réveillé car il s'était rendu compte qu'il dormait. Et ensuite, il n'est pas arrivé à garder les yeux fermés. Je lui demande s'il a réfléchi aux avantages et aux inconvénients de sa situation. Il me répond, toujours après un grand moment d'inertie : « Oui ». L'avantage, c'est du temps. Les inconvénients sont : une fatigue permanente, un manque de volonté, une augmentation des corvées à la maison, plus de conflits avec ses parents et le fait de se sentir toujours surveillé.

Il faut vous imaginer le temps qu'il met pour élaborer chacune de ses phrases. Malgré cela, il m'en reste encore un peu pour proposer une séance d'hypnose. Après l'induction et l'approfondissement, je lui suggère d'observer, avec attention et dans les moindres détails, sa respiration qui agit comme une transformation. En effet, la respiration transforme l'oxygène en gaz carbonique automatiquement, d'une façon bénéfique pour lui. Puis je lui suggère de retrouver le contact avec sa « force intérieure », de la visualiser et de la ressentir en lui-même. Quand il est connecté à cette partie, je continue avec les suggestions suivantes : « Et vous allez pouvoir remettre ce problème entre les mains de votre « force intérieure ». Elle, elle sait quoi faire avec. Ainsi, pendant qu'elle s'occupe du problème, vous allez pouvoir garder les avantages, c'est-à-dire du temps, sans avoir les inconvénients : la fatigue et tout le reste. Et pendant que ce processus s'effectue, tout ce qui vous procurait de la souffrance est en train de se transformer en énergie de vie pour vous permettre de vivre comme, vous, vous avez envie de vivre maintenant ».

Après ces suggestions, je l'invite, dans son imagination, à partir en randonnée en montagne où il va pouvoir mettre dans son sac à dos toutes les choses qui sont lourdes à porter et qui, aujourd'hui, l'empêchent de vivre comme il en aurait envie. Après avoir rempli son sac, je lui propose de marcher jusqu'à cette magnifique montgolfière prête à décoller, de vider le contenu du sac dans la nacelle, de couper les amarres qui retiennent le ballon au sol et de voir s'élever le magnifique dirigeable jusqu'à sa disparition dans le ciel. Je lui demande de bien ressentir la légèreté et de retourner dans son lieu sûr pour en profiter encore quelques instants. « Et pendant que votre conscient prend un repos bien mérité, votre inconscient va vous envoyer le message dont vous avez le plus besoin maintenant. Je ne sais pas comment vous allez recevoir cela. C'est peut-être une voix que vous allez entendre, une image ou peut-être un nouveau point de vue que vous allez adopter. Votre inconscient va vous envoyer ce qui est nécessaire pour vous de recevoir maintenant. »

Je lui laisse trois minutes de silence et je le ramène ici et maintenant. Il ouvre les yeux en me disant : « Il y a des choses que je sais ». Et moi, c'est tout ce que je saurai aujourd'hui ! Enfin, je lui recommande, durant les quinze jours qui nous séparent de notre prochaine séance, de réfléchir à ce qu'il aime faire et de noter les idées qui lui viennent à l'esprit pour que nous puissions en discuter au rendez-vous suivant.

4. Troisième mouvement : *lento allegro*

A la quatrième rencontre, Louis arrive dans mon cabinet, toujours accompagné de sa mère. Quelque chose a changé chez lui. Il a fait couper ses cheveux, ce qui dégage son visage et laisse apparaître ses très beaux yeux bleus.

Lorsque sa mère sort de la pièce, il me dit qu'il a beaucoup réfléchi et qu'il aime le dessin. Mais, il ne supportait plus le système scolaire. Il s'ensuit une diatribe contre notre système éducatif et je comprends que, pour lui, le seul moyen d'y échapper était de gagner du temps. Alors, il s'est mis à ne plus dormir.

Comme il aime le dessin, je lui présente une feuille de papier en lui demandant de me dessiner son problème. Pas facile ! Il reste un long moment à gigoter devant sa page blanche. Je dois lui répéter plusieurs fois la consigne. Finalement, il dessine un rectangle blanc, à droite : c'est le plafond qu'il regarde toute la nuit. Puis je lui dis de représenter la solution. Après plusieurs minutes de tergiversations et de grandes périodes de silence, il trace, à gauche, un bonhomme, avec une petite ampoule au-dessus de la tête, qui tient un crayon dans une main et une feuille de papier dans l'autre. Et il tire un trait entre le bonhomme et le plafond. En effet, je remarque qu'avec un simple coup de crayon, son dessin est très expressif. « Maintenant, lui dis-je, il y a un gros obstacle entre les deux, pouvez-vous me le dessiner ? » Il fait un gros rocher entre les deux dessins. Je poursuis : « Comment le bonhomme va-t-il faire pour le dépasser ? ». Rapidement, il représente un bonhomme qui prend son élan et qui saute au-dessus du rocher. Puis il me signale qu'il existe de nombreuses autres façons de le franchir : en utilisant un bâton de dynamite, en grimpant dessus et, s'il est trop haut, en faisant un tunnel. Pour lui, la solution préférée est de sauter par-dessus. Il regarde son dessin et se met à me parler de sa passion pour les mangas. Sans autre préambule, pendant tout le temps qu'il nous reste, il me décrit et m'explique la philosophie et le but des mangas. Il me conseille aussi des lectures et me parle des héros ainsi que des dessinateurs français.
A la suite de cette séance, son discours restera toujours intarissable et j'aurai beaucoup de plaisir à parler avec lui.

Il s'avère très cultivé et d'une intelligence rare. Nous nous mettons d'accord pour ne rien dire à la famille de cette passion. Il joue un merveilleux solo.

Au rendez-vous suivant, Louis vient seul, en autobus. Il me raconte qu'il passe toutes ses journées à se renseigner et à apprendre des choses sur Internet. Il élude très vite le problème du sommeil en me disant qu'il s'y est habitué. Il me relate aussi son passage édifiant dans la clinique du sommeil où il s'est presque retrouvé avec la camisole de force. Il termine l'histoire par ces mots : "C'était *Vol au-dessus d'un nid de coucou*". Il va de mieux en mieux et prend davantage de recul vis-à-vis de sa famille. Mais, il en a assez d'être traité de gamin, alors qu'il est bientôt majeur.

5. *Stabat mater*

A la sixième rencontre, c'est alors que la mère craque. Elle me dit que, pour elle, c'est difficile, qu'elle porte tout le monde à bout de bras, qu'elle n'en peut plus et qu'elle est fatiguée. Evidement, elle joue de tous les instruments et c'est tellement la femme/mère orchestre que plus personne n'a envie de jouer avec elle. Il semble qu'elle soit la seule à s'agiter dans tous les sens, pendant que toute la famille la regarde, l'air un peu hébété. Je lui propose alors d'arrêter de jouer et je demande à rencontrer toute la famille ; ainsi, je pourrai enfin entendre l'orchestre au grand complet.

6. Quatrième mouvement : ensemble *moderato ma non tropo*

Il est donc temps pour moi de vous présenter l'ensemble des instrumentistes qui composent cet orchestre :

- le père qui passe sa semaine à travailler et qui dessine le week-end en prenant toute la place dans la maison avec sa peinture ;
- la fille aînée qui, depuis deux ans, est partie de la maison pour suivre ses études et qui, de temps en temps, rentre le week-end ;
- la mère qui veut jouer de tous les instruments et qui, en même temps, veut être le chef d'orchestre parce qu'elle désire aider tous les membres de l'orchestre à jouer comme elle. Il semble qu'elle essaie d'avoir une place et qu'elle a du mal à la trouver. Je remarque quelque chose de triste chez elle, car, chaque fois qu'ils jouent un petit air gai, elle arrive à lui donner des accents mélancoliques. Et dès qu'ils réussissent, pendant un petit laps temps, à jouer en harmonie, elle attire l'attention sur la plus petite fausse note. Il faut que quelque chose déraille. Je vais demander à la mère d'être observatrice pendant un moment ;
- le petit frère, aujourd'hui adolescent, qui, à présent, est scolarisé et qui va beaucoup mieux. Il a compris que, pour qu'on le laisse tranquille, il doit avoir de bonnes notes à l'école. Il ne dit pas grand-chose, mais observe tout avec beaucoup d'acuité ;
- et Louis que vous connaissez maintenant.

Je les laisse jouer leur partition : d'abord, chacun à son tour et puis tous ensemble. Quelle cacophonie !!! Quand, à de rares moments, ils trouvent un accord, j'ai alors l'impression qu'ils composent un orchestre cohérent. Car, malgré ce que pourrait laisser penser ce qui précède, je ressens beaucoup d'amour entre eux. C'est un bel orchestre.

A la fin du traitement, je comprends que le problème du sommeil de Louis représente un moyen d'échapper à un système scolaire qu'il exècre, de protéger sa mère de la dépression et de lui permettre, également, d'oublier le départ de la fille aînée ainsi que, sans doute, d'autres choses que je n'ai pas entendues. Assez vite, c'est Louis, lui-même, qui me dit qu'il n'a plus besoin de venir. Quelque temps plus tard, c'est la mère qui vient me consulter. Mais, au bout de six mois, elle finit par trouver du travail et je n'entends plus parler d'eux.

Références :

1. WITTEZAELE J.-J., *La double contrainte*. Bruxelles : de Boeck, 2008.
2. ALBERNHE K., ALBERNHE Th., *Applications en thérapie familiale systémique*. Paris : Masson, 2008.
3. ELKAIM M., *Si tu m'aimes, ne m'aime pas*. Paris : Points, 2005.
4. ELKAIM M., *Comment survivre à sa propre famille ?* Paris : Seuil, 2005.
5. VON BERTALANFFY L. cité par ALBERNHE K. et ALBERNHE Th., *Applications en thérapie familiale systémique*. Paris : Masson, 2008, page 87.
6. DE SAUSSURE F. cité par ALBERNHE K et ALBERNHE Th., ouvrage cité, page 88.
7. FREDERICK C. & McNEAL S. (1993) cité par VARMA D., *Fondements de l'hypnose éricksonienne*. Manuel du séminaire. Malakoff : Institut Sakti d'Hypnose Clinique, 1998.
8. PHILLIPS M. & FREDERICK C., *Healing the Divided Self - Clinical and Ericksonian Hypnotherapy for Post-Traumatic and Dissociative Conditions*. New York: W.W. Norton, 1995. Tr. fr. *Psychothérapie des états dissociatifs*. Bruxelles : Satas, 2001, page 107.
9. ROBLES T., *La magia de nuestros disfraces*. Mexico : Alom, 2004. Tr. fr. *La magie de nos masques*. Bruxelles : Satas, 2007, page 43.

RÊVER SOUS HYPNOSE POUR VAINCRE LA DÉPRESSION

Philippe RAYET, agrégé de l'Université

Je vais, dans cet exposé, vous présenter un cas clinique de dépression traité en trois séances. Mais, j'aimerais d'abord vous apporter quelques précisions sur l'approche que j'utilise aujourd'hui et qui se démarque un peu des approches plus classiques que je continue, cependant, d'utiliser de temps en temps.

Depuis plusieurs années déjà, je me dis que, n'étant pas spécialiste des multiples pathologies dont souffrent mes patients, mieux vaut m'intéresser directement à eux plutôt qu'à leurs symptômes et laisser, de ce fait, la transe accomplir son travail thérapeutique. Chez le thérapeute qui veut suivre cette voie, un lâcher prise certain est bien sûr nécessaire. En fait, ce qui compte pour moi aujourd'hui, ce n'est plus la perspective d'un résultat à tout prix et l'élaboration d'une ingénieuse stratégie pour y parvenir ; c'est tout simplement « ne pas faire grand-chose », c'est-à-dire me taire et « laisser faire » l'esprit inconscient de mes patients, réservoir inépuisable de ressources et de solutions comme le disait ce maître incontesté de l'hypnose qu'était le docteur Milton Erickson.

A ce « lâcher prise » du thérapeute doit correspondre, bien sûr, un « lâcher prise » du patient qui permette à son esprit inconscient d'accomplir le travail nécessaire pendant la transe.

Un enfant se blesse, il pleure, il hurle, il a mal, il est perdu… De quoi a-t-il besoin ? De discours ? D'un psychologue pour le raisonner et pour lui expliquer que ce n'est pas grave ?... Les bras accueillants de sa mère seront certainement beaucoup plus efficaces, même sans aucune parole. Car, ce lieu est le lieu sécurisant par excellence, le lieu où l'enfant peut se blottir dans un parfait abandon – comme un retour symbolique à l'état fœtal qui fait oublier la douleur et disparaître la souffrance…

Mais, si la maman, inquiète, exprime verbalement son émotion par : « Tu as mal, mon pauvre chou ! Tu saignes ! », l'enfant pleure encore plus fort et vous comprenez pourquoi… Ce qui me porte à m'interroger, comme le faisait récemment, lors d'un séminaire, la célèbre hypnothérapeute mexicaine Teresa Robles, sur la nécessité de la classique anamnèse avant la séance, pratique qui replonge plus ou moins le patient dans ses problèmes, alors que le but recherché est, en fait, tout le contraire. Je laisse cette question à votre réflexion…

Lorsqu'il s'agit de l'induction, je rejoins totalement la position d'André Weitzenhoffer (a) qui enseignait que moins elle est directive, moins il y a de résistance chez les patients. Anamnèse… induction… transe : l'état de transe est le moyen par excellence d'offrir au patient l'occasion de vivre l'expérience singulière de la dissociation. Donc, plus l'induction est rapide, plus vite le patient y parvient.

« S'il la choisit, dit le psychologue Oleg Poliakov, il la vit. Et il revit. Dans ma pratique thérapeutique, ajoute-t-il, le patient est invité non seulement à s'abandonner à la transe hypnotique, mais encore, alors qu'il la vit intensément, à décrire, autant que possible, dans les moindres dé-

a. Weitzenhoffer (1921-2005) est le psychologue américain qui, avec Ernest Hilgard, avait élaboré, dans les années 1950, les échelles psychométriques permettant de quantifier la suggestibilité hypnotique.

tails, le « flot imagé » qui lui est consubstantiel, à le décrire de façon à en saisir le mouvement et l'éprouvé » (a). C'est ce que je fais avec mes patients. Mais, alors que Poliakov dirige la rêverie des siens en leur disant, par exemple : « Vous voyez un arbre et vous le décrivez », j'invite les miens à laisser leur propre esprit inconscient leur inspirer les images qu'il désire.

Sans doute, savez-vous que pour explorer les racines psychologiques probables des troubles nerveux, Sigmund Freud avait passé plusieurs mois à Paris en compagnie du docteur Jean-Martin Charcot (b), le célèbre neurologue de la Salpêtrière qui utilisait l'hypnose pour traiter ses patients. Entre parenthèses, le film *Augustine,* sorti sur les écrans le 7 novembre 2012, avec Vincent Lindon, relate un épisode de la vie de Charcot. De retour à Vienne, Freud avait commencé à hypnotiser ses propres patients qu'il encourageait, dans la transe, à parler librement d'eux-mêmes et des circonstances entourant l'origine de leurs symptômes. Et parfois, ces symptômes diminuaient et même disparaissaient. On dit que c'est à cause des mauvaises dispositions de certains de ses patients pour l'hypnose qu'il s'orienta ensuite vers l'association libre qui consistait simplement à demander au patient, sur le divan, de se détendre et de dire tout ce qui lui venait à l'esprit pour retrouver et pour libérer des souvenirs douloureux inconscients remontant souvent à l'enfance.

---

a. http://temporel.fr/spip.php?page=impression&id_article=153

b. Jean-Martin Charcot (1825-1893) est un clinicien et neurologue français, professeur d'anatomie pathologique et titulaire de la chaire des maladies du système nerveux. Il est le fondateur, avec Guillaume Duchenne, de la neurologie moderne, le précurseur de la psychopathologie et l'un des plus grands cliniciens français. Il est également connu comme chef de file de l'Ecole de la Salpêtrière pour ses travaux sur l'hypnose et sur l'hystérie.

Pour ma part, je préfère que ce travail soit accompli à l'intérieur de la transe en sollicitant l'imaginaire du patient et en laissant son esprit inconscient produire des images spontanées, mais néanmoins liées, comme nous le verrons, par des associations.

Quant aux interventions du thérapeute, elles doivent toujours se limiter à des questions très neutres qui n'influencent jamais le scénario, mais se contentent seulement, lorsqu'un blocage se produit, d'aider le patient à faire avancer de nouveau la situation. Par exemple, si un patient me dit : « Je vois un grand mur qui m'empêche de passer… Je crois que je ne sais plus quoi faire… » et qu'il s'arrête de parler, je lui demande seulement : « Et de quoi auriez-vous besoin pour franchir ce mur ? ». Et le patient me donne sa réponse. Pour l'un, ce sera : « J'aurais besoin d'avoir des ailes », pour un autre, « d'un hélicoptère », pour un autre encore, « d'un bulldozer » ou « d'une corde »… Je n'impose rien.

L'expérience m'a appris que les images issues de la transe peuvent être de deux sortes. Soit elles sont parfaitement rationnelles et participent d'une certaine logique ou chronologie, se référant à l'histoire réelle du patient, avec parfois des allers et retours à travers le temps comme nous le verrons dans le cas clinique que j'ai choisi de vous présenter ; soit elles ont l'apparence d'un embrouillamini de scènes fictives, de personnages fantastiques ou de décors irréalistes et loufoques dont la logique, souvent, nous échappe. Dans un cas comme dans l'autre, je pars du principe que ces images chargées de symbolisme sont intimement liées comme l'affirme Georges Romey, le grand spécialiste français du *Rêve éveillé libre,* à une guérison en profondeur. Et j'ajouterai que tout cela est d'autant plus possible que rien – ni du conscient du patient qui a été mis en veilleuse par la transe, ni du thérapeute, lui-même, qui s'est donné pour règle de ne pas intervenir – ne vient modifier cette spontanéité créatrice qui va pouvoir libérer le patient de choses très anciennes venues parasiter le bon fonctionnement de toute sa personne.

Le but de ce type de thérapie est de laisser le « grand ordinateur intérieur du patient », comme je l'appelle, effectuer comme une réinitialisation de tous les fichiers présentant des dysfonctionnements causés par les différents événements négatifs de la vie, en particulier pendant l'enfance. Je crois que la transe hypnotique est vraiment l'état idéal pour repérer, traiter, déconnecter, connecter à nouveau et réinitialiser. Et je suis intimement convaincu que d'éminents chercheurs comme le docteur Pierre Rainville, de l'Université de Montréal, avec qui j'ai eu l'occasion de discuter à plusieurs reprises dans le cadre du *4ème Congrès international d'hypnose médicale* qui s'est tenu en mai 2012 à Quiberon, seront bientôt en mesure de prouver tout cela grâce aux dernières techniques d'imagerie cérébrale qui, de nos jours, deviennent de plus en plus sophistiquées.

Mais, passons maintenant à la présentation et à l'étude du cas clinique de Marc dont la thérapie, je l'ai dit, s'est déroulée en trois séances. Je vais reprendre, avec vous, la majeure partie du script de la première séance dont je dégagerai au fur et à mesure la logique en mettant en lumière le rôle des fameuses « associations » et j'apporterai, de temps à autre, un commentaire sur la symbolique des images issues de la transe en me référant au *Guide des rêves* de Georges Romey, publié chez Albin Michel. Enfin, je procèderai à une brève analyse des éléments apparus au cours de la deuxième et de la troisième séance, toujours à la lumière des recherches de Romey.

I. LE CAS DE MARC

Problème(s) présenté(s) : dépression
Groupe d'âge : adulte, 42 ans
Modalité : individuel
Durée du problème : plusieurs mois
Longueur du traitement : trois séances
Résultat : succès
Suivi : ok cinq ans plus tard
Techniques : hypnose et images oniriques

Marc est un homme de quarante-deux ans à l'époque de la thérapie, marié et père d'un petit garçon de cinq ans, investi dans son rôle d'époux et de père de famille. Issu d'un milieu modeste, il a connu, dans son enfance, une certaine pauvreté et a vécu le drame du suicide de son père qu'il a été le premier à découvrir pendu au bout d'une corde. A l'âge de vingt-deux ans, il a été sauvé in extremis de la noyade et, dix ans plus tard, il a perdu Gilles, son meilleur ami, dans un accident de voiture et s'est senti, en grande partie, coupable de ce qui était arrivé…

Tout cela a-t-il un rapport avec le fait que, depuis quelques mois, Marc présente tous les signes d'une dépression ? Il a perdu sa bonne humeur, sa joie de vivre et sa motivation au travail. Il a du mal à se concentrer sur les choses ou à envisager l'avenir. On note aussi un ralentissement psychomoteur et une certaine asthénie ; il n'a plus goût à grand-chose et se trouve parfois assailli par des idées de tristesse et même de mort. Il se sent de plus en plus dépassé par toutes les tâches qu'il doit accomplir et, en particulier, par la restauration de sa maison qui traîne en longueur. Il présente aussi des troubles du sommeil.

Cependant, ce syndrome dépressif est arrivé sans aucune raison apparente : dans les six mois précédents, mon patient n'a connu aucun événement pénible ou douloureux ; il n'a eu à faire face à aucune situation angoissante et n'a été victime d'aucune maladie physique décelée par la médecine. Mais, il souffre moralement sans comprendre pourquoi. C'est le moment de laisser son esprit inconscient nous communiquer la réponse à travers l'hypnose…

Une fois en transe profonde, Marc se retrouve tout simplement dans le présent, face à un panorama qui lui semble accablant. Il y est submergé par des choses d'ordre matériel qu'il n'a pas encore eu la force d'accomplir comme si, même en hypnose, l'épuisement et le découragement étaient encore présents, assortis d'une certaine culpabilité : « Je pense au salon ; je ne l'ai pas encore fait… Encore des travaux… L'extérieur n'est pas fait, la cheminée n'est pas faite… Ces travaux, j'en vois pas le bout… Y'a mon champ qu'est pas traité… Faut que je le traite… ».

Cependant, très vite, l'apparition d'un animal vient éclairer cette scène. « Je vois un cheval dedans, celui que je monte tous les dimanches… ». Selon Georges Romey, le cheval du rêve est le révélateur d'une animation psychique et d'une réorganisation des flux énergétiques. Il réapparaîtra vers la fin du scénario.

Mais, cette image disparaît pour laisser place de nouveau aux questions matérielles. « Je pense à Jean en train de bricoler… » Jean est le père de Gilles, l'ami de Marc, décédé douze ans auparavant. « … Je vois son bac à poissons qu'est dehors… Ça m'embête parce qu'il est tout seul et il a quelques soucis… Ça m'embête de l'avoir laissé tout seul… » Marc constate, toujours dans le présent, que Gilles n'est plus là pour aider son père.

Phénomène de miroir : Gilles n'est plus là pour lui non plus. Mais, la mention de sa mort reste implicite. La relation père-fils a donc été brisée. Deuxième phénomène de miroir : Marc, lui, a perdu son père quand il était enfant et la relation père-fils a été brisée dans l'autre sens. Enfin, la notion de « laisser tout seul » apparaît aussi en miroir : si Gilles a laissé son père tout seul, le père de Marc a laissé son fils tout seul... Enfin, Marc se culpabilise parce qu'il n'a pas eu le courage d'aller donner un coup de main à Jean.

« Je vois la voiture décapotable verte dans laquelle je me suis marié... » La machine à remonter le temps s'est à présent mise en route et l'esprit inconscient de mon patient va procéder à une relecture du passé en avançant principalement par associations. Et ces événements ne seront pas choisis au hasard par son esprit inconscient, ni présentés au hasard comme le montrera l'interprétation symbolique que j'en donnerai de temps à autre.

Dans le rêve de Marc, Jean, qui est en train de bricoler, est celui qui permet l'association avec le mariage de Marc et avec la voiture. Personne n'ignore que la couleur verte symbolise l'espérance, la croissance, la renaissance et l'épanouissement. Nous la retrouverons ponctuellement dans le scénario. Elle est un élément positif dans la thérapie. Notons également que le temps principal du récit est le présent, ce qui témoigne de la totale implication de mon patient dans le processus onirique.

« ... et je vois le parc dans lequel on a pris les photos. Ma chienne monte dans la voiture à Jean... Toutes les personnes, qui étaient venues au vin d'honneur, étaient dehors... Il faisait vachement beau... » Le chien évoque le besoin de repères : il est le gardien sécurisant des limites.

Quant aux personnes réunies pour le mariage, elles permettent l'association avec le tableau suivant où elles se trouvent encore réunies pour une autre sorte de cérémonie, toujours dans le cadre d'une météo clémente.

« Je suis au baptême de mon fils Cyril… Je vois quand on l'a plongé dans l'eau bénite… Une grande cuve en cuivre… Jean et Gisèle, sa femme… Le repas dehors… Il faisait beau… » C'est la paternité de Marc qui est ici affirmée. Comme toujours, les parents de Gilles et le fils décédé sont présents. Je décèle déjà ici la peur qu'a Marc de perdre son propre fils… Et je vais même jusqu'à penser qu'en miroir, cette plongée de son fils dans l'eau du baptême ne peut pas ne pas être associée à sa propre plongée dans l'eau de la rivière où il a manqué se noyer quelques années auparavant – élément qui ressortira explicitement au cours de notre deuxième séance. J'en reprendrai le script vers la fin de cet exposé. Une chose positive cependant : toujours le beau temps impliquant le soleil qui symbolise le père et la lumière, antidote de l'angoisse provoquée par le néant.

« … C'est le jour de mon anniversaire… Jean et Gisèle m'ont apporté un cadeau… Je les vois me le donner : c'est le petit camion en jouet que j'avais décoré pour Gilles… Ils me l'ont rendu… » Après un mariage et un baptême, voici un anniversaire auquel sont encore présents les parents de Gilles. Et l'on retrouve aussi un véhicule, mais cette fois en modèle réduit, sous la forme d'un petit camion… Dans cet épisode, les parents de Gilles rendent à Marc le cadeau que ce dernier avait fait à leur fils, quelques années plus tôt. Alors, dans le rêve, comme par magie, cet objet va « évoquer » le défunt et transporter instantanément Marc en sa présence, plusieurs années auparavant.

« Je suis en forêt, là, dans un affût en toile que j'avais fait avec Gilles… On s'allume une cigarette et on attend… Un chevreuil vient sur nous, puis il tourne à gauche… Gilles écrit des notes sur un petit carnet… On a attendu… Après, y'avait plus rien… On a démonté l'affût et on est reparti… » Même s'il s'agit là de la réalité historique, cet événement n'a pas été choisi au hasard par l'esprit inconscient de Marc. En effet, la forêt onirique, au-delà de la forêt réelle, est une représentation de l'inconscient lui-même, lieu où se joue tout le scénario thérapeutique. Au centre de la forêt évoluent un ou plusieurs animaux ; ici, le chevreuil qui, avec sa vélocité, sa force et son autorité, peut être vu comme une figure du père… Quant à l'intimité de cette situation revécue, elle est certainement, pour mon patient, source d'un grand bonheur. Et la régression dans le temps se poursuit, l'affût, la forêt, le carnet étant les éléments qui permettent l'association où l'on retrouve aussi la couleur verte.

« Je vois la maison où il habitait… Et je me vois en train de faire l'affût et de le peindre… Vert, marron et sable avec des bombes de peinture… On a dû le faire un peu petit parce qu'on était juste à deux dedans… Une autre fois, j'étais tout seul en forêt… Gilles m'y a rejoint vers huit heures, huit heures trente, après son travail. On avait mangé un petit bout… Je lui avais prêté un appareil-photo, un vieux… Il faisait vachement de bruit… On l'avait peint en kaki… On n'a rien vu… On a démonté… On est parti… Il a écrit des notes sur le carnet… Il écrivait mieux que moi… C'était à lui d'écrire… »

Il faut savoir que le soir de son décès, à peu près aux mêmes heures que dans cet épisode – cette précision temporelle n'est donc pas anodine – Gilles s'était rendu chez Marc pour lui proposer de faire un footing et de dîner avec lui, mais Marc avait refusé parce qu'il avait encore beaucoup de travail à faire pour le lendemain. D'où l'origine de la culpabilité de Marc qui s'est toujours imaginé que, s'il avait accepté la proposition de son ami, les choses se seraient déroulées autrement et Gilles ne serait pas mort. Dans le scénario, et comme en miroir une fois encore, c'est Gilles qui rejoint Marc dans la forêt où il était seul, alors que le soir de l'accident fatal, c'est Marc qui demande à Gilles de le laisser seul. Et Gilles l'a laissé seul définitivement... Les photos et le petit carnet sont les témoins du passé historique. Je note qu'un nouvel élément sensoriel fait son apparition : après le visuel, le gustatif et le kinesthésique, c'est la dimension auditive qui vient compléter le tableau et que nous retrouverons également par la suite.

« On est à l'appartement... On mange avec Gilles et sa sœur Cathie... Je suis à la cuisine... Je suis en peignoir vert... Gilles et moi, on a fait un bras de fer... On s'amusait... Je perdais tout le temps, mais c'était pas grave... On gueulait comme des malades quand on s'amusait... » L'évocation des bons moments de cette relation amicale entre Marc et Gilles est très certainement nécessaire à mon patient pour combler la frustration pathologique de la perte de l'ami et pour retrouver son équilibre... Et ces échanges se poursuivent dans la suite du scénario où sont revécus des événements tout simples et même quelque peu cocasses de la vie de tous les jours, la voiture, le camion et le repas étant cette fois les éléments permettant l'enchaînement des idées.

« Je suis dans sa voiture... Il me fait faire des demi-tours au frein à main... Je suis en camion... On s'est arrêté manger dans un restau, puis on est rentré au dépôt... La maman de Gilles était pas contente parce qu'on avait mis les photos de femmes nues d'un calendrier routier face à la route… » Et la régression dans le temps se poursuit. « Je suis dans le salon pour l'anniversaire de Gilles… On prend l'apéritif… Je lui donne le petit camion en jouet que j'ai décoré pour lui… On s'assoit pour manger… C'est lui qui fait le service… On a fait des fruits de mer et du poisson… »

Après l'évocation de l'anniversaire de Marc, c'est le repas d'anniversaire de Gilles qui, de nouveau, devient présent pour l'occasion. Le petit camion rendu tout à l'heure à Marc par les parents de Gilles, après son décès, est ici donné à Gilles par mon patient pour son anniversaire… Il s'agit de la première scène. Les deux scènes ont été inversées dans la chronologie, puisque l'esprit inconscient de mon patient remonte le temps pour cautériser les blessures…

« Je me revois à cheval sur la plage avec Gilles, Max et Cathie… Max et moi, chacun notre tour à la longe… Gilles a dit à Max d'enlever la longe et il est parti tout seul, comme ça… Il me "foutait la trouille"… On avait pris des photos… Cathie avait son manteau jaune… »

Les fruits de mer et le poisson du tableau précédent permettent l'association avec la plage et la couleur jaune. Le jaune onirique, dit Romey, est révélateur d'une blessure d'amour, mais il porte, en lui-même, le pouvoir de guérir ce type de blessure parce qu'il est l'amour. La réapparition du cheval, présent dès le départ, confirme la réorganisation des flux énergétiques et semble annoncer un dénouement proche dans le scénario. En effet, après les beaux rêves du passé et les batteries énergétiques rechargées, Marc va pouvoir, à présent, revenir à la triste réalité de la perte de son ami et se retrouver devant sa tombe. Marc soupire.

« Je suis au cimetière… Il fait froid… » Le froid du cimetière évoque évidemment le froid du cadavre de l'ami. Puis, de nouveau, la chronologie est inversée et le temps, remonté.

« Je suis à la morgue… Je lui prends la main… » Le contact de la main froide et rigide, dernière image concernant la relation de mon patient avec Gilles, symbolise le lien indestructible qui continue de les unir au-delà de la mort. Mais, ce contact va aussi induire la régression en âge de mon patient qui va le conduire, étape par étape, jusqu'au suicide de son père…

« Je suis à l'école… à la maternelle… J'ai fait dans ma culotte… Je suis rentré chez moi… Ma mère m'a mis dans un cabinet noir, sur le pot… » Du froid de la mort de Gilles, nous passons à l'obscurité du cabinet noir… et, dans la scène suivante, de la position assise sur le pot à la position assise sur la balançoire… Progressivement, l'esprit inconscient de mon patient va procéder par associations et par glissements pour parvenir jusqu'à la scène de la pendaison. « Je fais de la balançoire… Je vois l'atelier de mon père… une cour… des lapins… un chien… Le chien est mort assis… Ma sœur est allée lui donner à manger, le soir, et elle a dit à ma mère que le chien bougeait plus… Il était mort assis… »

Les cordes de la balançoire ne sont pas mentionnées explicitement, mais elles peuvent préfigurer la corde de la pendaison. Et je veux bien croire qu'en évoquant d'abord la balançoire et son côté ludique, l'esprit inconscient de mon patient va ôter à la corde de la pendaison une part de son pouvoir mortifère. Il est ensuite question du père de Marc, mais pas directement, seulement à travers son lieu de travail. Puis, en miroir, vient non pas la mort du père, mais la mort du chien du père, par anticipation. Sans doute, la position insolite du chien dans la mort préfigure-t-elle aussi la position insolite du père, pendu au bout d'une corde, car il ne faut pas oublier que les chiens sont attachés par le cou… L'esprit inconscient procède souvent ainsi, par associations indirectes, qu'une longue expérience permet de décrypter plus facilement. Dans le rêve, les évocations du chien, toujours très brèves, dit Romey, réactualisent parfois une frayeur et ici, évidemment, la frayeur suscitée par la pendaison, par la mort et par la rigidité cadavérique.

Après les images de mort et de séparation précédemment exprimées, l'esprit inconscient de mon patient ponctue le scénario d'une série de moments agréables, sous le signe du beau temps, avant la catastrophe finale comme pour la rendre moins amère. A présent, le père y apparaît directement dans un contexte agréable où l'on retrouve la mer (m-e-r) qui, bien évidemment, évoque aussi la mère (m-è-r-e). « Je suis à la mer… Y'a mon père… C'est la seule fois où je me rappelle avoir été à la mer avec lui… Il fait beau… Ouais, il fait beau… Ben, je sais plus… » Et l'on pressent, à travers cette expression de confusion de Marc, que peut-être le bonheur ne va pas durer. Le récit passe ensuite au passé composé, le père vivant y figure encore. « Je suis tombé sur le bord du lit et je me suis coupé la lèvre… Mon père m'a emmené voir le médecin qui était en face… Il faisait nuit… »

La chute de l'enfant et sa blessure préfigurent, sans doute, en miroir, la chute du père au moment de sa pendaison. Et, après la lumière, c'est la nuit… Le scénario se poursuit grâce à l'association des lits, le lit de Marc et, dans la scène suivante, celui où repose sa mère après son accouchement… Le récit repasse au présent. « Je vois ma mère dans le lit… Elle a accouché de ma petite sœur… La petite mère Martin vient la voir… Je lui tiens la main… On monte les escaliers… On va voir ma mère qu'est à l'étage… Je monte au grenier après… Il fait noir… J'ai peur… J'ai pas le droit d'y aller… Je redescends… »

La mère est associée à l'image positive de la naissance et de la vie. En revanche, le noir symbolise presque toujours, selon Romey, une grave altération de la relation aux images parentales – dans le cas qui nous préoccupe : le drame de l'impossible rétablissement d'une relation positive à l'image du père. Comment en effet pourrait-il en être autrement lorsque nous entendons ce qui va suivre et qui clôt cette première séance d'hypnothérapie ? Quant à l'interdit de monter au grenier transgressé par Marc enfant, il rejoint l'interdit de parler de la pendaison du père que Marc a transgressé dans sa thérapie… « Je vois mon père au bout de cette corde… Je pleure… J'essuie mes larmes et je m'en vais… Je dis rien… Je dis rien… Et puis après, ça va très vite… On m'emmène, moi et ma petite sœur, chez la voisine et puis j'y reste… Une semaine peut-être et on me dit toujours rien… C'est pas grave parce que je sais tout… Je sais, mais personne le sait… C'est un secret… J'ai su avant tout monde… »

Pour conclure sur l'étude de cette première séance, j'insisterai simplement sur le judicieux savoir-faire de l'esprit inconscient de mon patient qui a permis, pendant une transe profonde, à toute une somme de situations réellement vécues de ressurgir. Ces scènes se sont présentées dans une chronologie différente en procédant, comme l'avait si judicieusement découvert Freud, par de multiples associations dont le but n'est autre que de restructurer les connections neuronales du cerveau du patient pour lui permettre de retrouver un bon équilibre psychique et, de là, une vie normale. Dès la fin de cette première séance, il ne fait aucun doute pour moi que tous ces signes de dépression ne sont que le résultat d'un deuil pathologique, c'est-à-dire d'une douleur morale intense inconsciemment refoulée que mon patient ne s'était pas autorisé, jusqu'ici, à extérioriser.

C'est ce que confirment, en tout cas, les scénarii des deux séances suivantes dont les images sont principalement centrées sur le froid, le noir et la nuit ainsi que sur le thème de la mort exprimé par l'image du cadavre, du cercueil, de l'église, du curé, de l'enterrement, de la tombe et du cimetière. Y figurent aussi la grotte et la chauve-souris.

Sur le plan symbolique, le froid dénonce les raideurs et les rigidités, mais il en favorise, par là même, la dissolution. Selon Romey, évoquer le froid, c'est entrer déjà dans la reconnaissance d'une souffrance qui fut jadis intolérable pour l'enfant. S'ouvre alors la voie qui conduit vers les zones chaleureuses de la psyché.

Etonnamment, la peur et l'angoisse seront exprimées par Marc plus ouvertement, et à plusieurs reprises, au cours de ces deux séances. Cependant, il ne fera plus aucune référence directe ni à son père, ni à son ami Gilles.

Il y vivra enfin deux expériences éprouvantes qui m'ont semblé fondamentales dans sa thérapie. La première, qui correspond à une mort symbolique, c'est l'épisode revécu de la noyade dont il a été sauvé in extremis par sa future femme, Marie, avec qui il se baignait dans les gorges de l'Ardèche. « Je me baigne avec Marie dans les gorges… J'ai plus pied… Je suis sous l'eau… J'arrive plus à nager… Je bois la tasse… Je lutte… Je lutte… Je suis fatigué… Je me laisse aller… Ça fait bizarre… Comme si je m'endormais… Je souffre pas du tout… Je m'entends crier dans l'eau… Ça résonne… ça fait drôle… J'aperçois Marie… Après, je la vois plus… Je sens quelqu'un me tirer par les cheveux… C'est Marie qui me ramène sur la berge… Je vomis de l'eau… Tout seul, j'y serais resté… Elle a eu peur… On rentre à la maison… »

La seconde expérience éprouvante vécue par Marc, c'est celle d'une renaissance symbolique. Selon Romey, lorsque le rêveur s'enfonce dans l'obscurité nocturne, il entre lui-même en résonnance avec l'inconscience, avec la mort et avec le temps de la gestation. Dans 85 % des productions oniriques comportant une séquence marquée par la nuit, poursuit-il, le rêveur se trouve confronté à des images qui rappellent le passage natal. « Je revois la grotte… Des chauves-souris… Je rentre dans un goulet très étroit… Je peux plus remuer… Ça m'angoisse… J'étouffe… C'est très long, ça n'en finit pas… Il fait chaud… Ça débouche sur une grande galerie… Quelques cadavres de chauves-souris… On repart… On prend la grande goulotte et j'angoisse toujours autant… C'est comme un cercueil… C'est pas haut… C'est vraiment angoissant… De l'air… Il fait jour… Je descends… Je rentre à la maison… »

Cet épisode réel, réutilisé par l'esprit inconscient de mon patient, renvoie ce dernier à sa propre "préhistoire", au séjour intra-utérin et lui fait vivre une naissance symbolique qui va contribuer à la restructuration de sa psyché. Tout se passe comme si le noir était la matrice d'une lumière à venir. Quant à la chauve-souris, elle se rencontre, dit Romey, presque toujours sur la voie d'une transformation positive. Ce qui s'inscrit avec le plus de force dans les liaisons neuronales, c'est la particularité que l'animal, au repos, se tient la tête en bas. Cela traduit un renversement du regard porté sur les valeurs. Le rêveur se prépare ainsi, en termes jungiens, à la réhabilitation des contraires dont tout être est structurellement porteur. C'est une subtile alchimie…

A l'issue de ces trois séances, qui se terminent par la phrase : « On rigole, y'a le soleil ! », le renversement du regard a effectivement eu lieu chez Marc qui se sent, non seulement, réconcilié avec la mort, mais aussi réconcilié avec la vie. Il n'éprouve plus de culpabilité vis-à-vis de Gilles ou de son père. Emerveillé par le travail accompli par son esprit inconscient, il va se sentir mieux dans sa peau, retrouver sa joie de vivre ainsi que son sommeil et commencer à reprendre tout à fait normalement ses activités…

Quelques éléments bibliographiques sur le rêve éveillé

DESOILLE R., *Le rêve éveillé dirigé en psychothérapie.* Paris : Payot, 1973. Ramonville Saint-Ange : Editions Erès, réédition, 2000.

LEMAIRE C., *Rêves éveillés.* Le Plessis-Robinson : Institut Synthélabo, 1999.

MERCIER E., *Le rêve éveillé dirigé revisité, une thérapie de l'imagination.* Paris : Editions de Vecchi, 2004.

MICHAUX D. (sous la direction de), *Hypnose et dissociation psychique.* Paris : Imago, 2006.

PERROT E., *Les rêves et la vie.* Paris : Editions La Fontaine de Pierre, 1979. Paris : Editions du Dauphin / Editions J. Renard, réédition, 1999.

ROMEY G., *Rêver pour renaître.* Paris : Robert Laffont, coll. Réponses, 1982.

ROMEY G., *Dictionnaire de la symbolique* (4 volumes). Paris : Albin Michel, 1995-2000.

tome 1 : *« Couleurs, minéraux et métaux, végétaux, animaux »,* 1995 ;

tome 2 : *« Personnages, parties du corps, formes et volumes, astres »,* 1997 ;

tome 3 : *« Nombres et temps, objets, lieux remarquables »,* 1999 ;

tome 4 : *« Eléments de la nature, états émotionnels, mouvements, sens et perceptions »,* 2001.

ROMEY G., *Le rêve éveillé libre.* Paris : Albin Michel, 2001.
ROMEY G., *Le guide des rêves.* Paris : Albin Michel, 2003 (compendium des quatre tomes).
ROMEY G., *Encyclopédie de la symbolique des rêves - Le vocabulaire fondamental des rêves.* Aubagne : Editions Quintessence, 2005 (les 4 tomes en un seul volume).
ROMEY G., *L'I.V.G. à cœurs ouverts : guérir la plus intime des blessures par le rêve éveillé libre.* Aubagne : Editions Quintessence, 2006.
ROMEY G., *Un escalier vers le ciel - La dynamique de l'imaginaire, voie d'éveil de la conscience.* Paris : Albin Michel, 2009.

LISTE DES INTERVENANTS

Malinka DAUVERNÉ
psychologue clinicienne, hypnothérapeute et formatrice
Paris (75)

Emmanuelle DENIS
sophrothérapeute et praticienne d'hypnose
Paris (75)

Marie Christine KRAMARENKO
hypnothérapeute, psychanalyste intégratif
Jonchery-sur-Vesle (51)

Véronique MEYER
psychologue clinicienne
Aix-en-Provence (13)

Christiane MOYAUX
coach et hypnothérapeute
Melun (77)

Christine PILLON-DEBOVES
ostéopathe et formatrice
Meudon (92)

Philippe RAYET
agrégé de l'Université, hypnothérapeute
Paris (75)

Djayabala VARMA
psychologue clinicien, hypnothérapeute et formateur
Malakoff (92)

Tous les intervenants sont membres de l'Association
Européenne des Praticiens d'Hypnose (A.E.P.H.)
site : www.aep-hypnose.com
adresse e-mail : contact@aeph.eu

TABLE DES MATIÈRES

Psychologie et psychanalyse

aux éditions L'Harmattan

Dernières parutions

HYPNOSE ET TABAC

Samak Francine Hélène

Comment éradiquer la dépendance au tabac, habitude que certains n'hésitent pas à nommer addiction ? L'hypnose est parmi de nombreuses méthodes celle qui est la moins nocive et la plus naturelle, et qui compte beaucoup de bons résultats. D'où cela vient-il ? En partie de l'état hypnotique lui-même et, pour une bonne partie, grâce à la relation interindividuelle qui s'installe dans la session d'hypnose.

(37.00 euros, 374 p.)

ISBN : 978-2-343-03057-9, ISBN EBOOK : 978-2-336-35281-7

UNE PSYCHOTHÉRAPIE MODULÉE SUR LE FONCTIONNEMENT PSYCHOPATHOLOGIQUE

Le modèle sur-mesure de la psychothérapie psychodynamique adlérienne

Ferrero Andrea - Édition française et préface d'Alessandra Zambelli

Traduction et commentaire clinique de Véronique Leclers

Andrea Ferrero, psychiatre et psychothérapeute, présente dans cet ouvrage une innovante modélisation de la technique psychothérapeutique adlérienne, autant dans sa version classique à longue durée, que dans les deux différentes versions à durée limitée. On trouvera des indications thérapeutiques précises, organisées en sept niveaux hiérarchiques relatifs au fonctionnement psychopathologique des patients, à leur tour structurés en cinq aires descriptives de la personnalité globale des patients, prenant en considération la manière de vivre la relation au thérapeute.

(20.00 euros, 196 p.)

ISBN : 978-2-343-03776-9, ISBN EBOOK : 978-2-336-35274-9

TROIS DESTINS DE FEMMES EN ASILE PSYCHIATRIQUE

Anne-Marie, Madeleine, Suzanne

Postel Jacques, Poitau Jeannine

Ces trois femmes, qui ont connu une certaine célébrité à des titres divers, sont malheureusement décédées en asile psychiatrique, totalement oubliées. La première était à Caen, la seconde à Perray-Vaucluse, la troisième à Maison-Blanche à Neuilly-sur-Marne. Cette similitude a retenu l'attention des auteurs.

(10.00 euros, 62 p.)

ISBN : 978-2-343-03383-9, ISBN EBOOK : 978-2-336-35231-2

DANS LA PEAU D'UN PSY
Impressions de séances de psychothérapie
Clancy Marie-Véronique
Comment se déroule une séance de psychothérapie ? Que fait-on pendant la séance ? Que dit-on ? Que partage-t-on ? Et le psy lui, que fait-il ? Quel genre de soin apporte-t-il ? Comment s'y prend-il ? À quoi pense-t-il ? Que se passe-t-il dans la peau de ce psy que vous venez consulter ? C'est au travers de six vignettes de séances de psychothérapie, à deux ou en groupe, que l'auteur nous ouvre grand les portes de son cabinet.
(13.50 euros, 120 p.)
ISBN : 978-2-343-01528-6, ISBN EBOOK : 978-2-336-32490-6

POUR UNE PSYCHANALYSE DE L'ENFANT ADOPTÉ
Schrooten Michel
Ce livre tente d'apporter une contribution scientifique originale concernant l'enfant adopté (au sens générique). Après avoir brossé quelques caractéristiques psychanalytiques essentielles et fait référence aux fantasmes des origines et à la recherche de filiation chez l'enfant adopté, l'ouvrage débouche amplement sur le concept d'abandonnisme.
(Coll. Psychanalyse et civilisations, 27.00 euros, 258 p.)
ISBN : 978-2-343-00454-9, ISBN EBOOK : 978-2-336-32467-8

ESSAIS DE NEUROPSYCHANALYSE
Robion Jacques
Intégrer les acquis incontournables du freudisme et les découvertes des neurosciences est le propos de ces essais de neuropsychanalyse. Avec ce concept de neuropsychanalyse, l'auteur affirme la nécessité de réancrer neuronalement nos processus psychiques. L'auteur reste psychanalyste, il n'oublie en rien les fondamentaux du freudisme, notamment la nécessité de refoulement. Néanmoins, cette démarche génère le surgissement d'un certain nombre d'interrogations.
(23.00 euros, 234 p.)
ISBN : 978-2-343-01563-7, ISBN EBOOK : 978-2-336-32458-6

MOÏSE (LE) DE FREUD AU-DELÀ DES RELIGIONS ET DES NATIONS
Déchiffrage d'une énigme
Gindele Thomas
Cette enquête part des indices montrant que le fondateur de la psychanalyse a résolu, il y a plus d'un siècle déjà, une énigme qui le fascinait depuis sa jeunesse : reconstituant l'écriture de l'histoire biblique de Moïse, il en a déduit que l'origine égyptienne du monothéisme exclut logiquement l'exode et l'élection d'Israël.
(Coll. Etudes Psychanalytiques, 23.00 euros, 268 p.)
ISBN : 978-2-343-01283-4, ISBN EBOOK : 978-2-336-32423-4

DU BON USAGE DE LA NOSTALGIE
Rauchs Paul - Préface de Georges-Arthur Goldschmidt
Comme la mélancolie, sa sœur aînée, la nostalgie est issue du vocabulaire médical. À la fin du XVIIe siècle, Johannes Hofer, un médecin de Mulhouse,

invente le mot nostalgie pour décrire une maladie dépressive grave et mortelle, causée par le mal du pays. Connaître l'histoire de la nostalgie aide à mieux saisir les enjeux politiques actuels qui tournent, non sans mauvaise foi parfois, autour des discussions sur l'identitaire et le communautaire.
(25.00 euros, 238 p.)
ISBN : 978-2-343-00315-3, ISBN EBOOK : 978-2-336-32413-5

SURVIVRE
Mythes et transgressions en art-thérapie
Saigre Henri
La question de l'Origine et celle de l'Identité sont particulièrement présentes de nos jours. Nous savons tout le parti que Freud a su tirer, à travers « le complexe d'Œdipe », de l'exploitation d'un fragment du mythe d'Œdipe. Dans cet ouvrage l'auteur se demande quels bénéfices l'art-thérapie, et plus particulièrement l'art transformationnel, peuvent espérer d'un questionnement et d'une mise en jeu de l'entièreté du mythe.
(Coll. Art-thérapie, 23.00 euros, 232 p.)
ISBN : 978-2-343-01441-8, ISBN EBOOK : 978-2-336-32243-8

POUR UNE PSYCHANALYSE DÉSENCLAVÉE
La thérapie psychodramatique
Sanchez-Velez Françoise
F. Sanchez-Velez raconte. Un évident sens poétique constitue la chaîne de ce métier mais sur la trame d'une non moins évidente rigueur de pensée. Il y est question d'héritage, de transmission reçue, de création, de transmission offerte. La valeur de transmission filetée semble propre à enrichir directement le métier des praticiens du psychodrame et à en favoriser le goût, pour ceux qui n'en ont pas l'expérience. En ce sens, ce livre fait œuvre comme histoire psychanalytique d'une psychanalyste.
(22.00 euros, 226 p.)
ISBN : 978-2-343-00432-7, ISBN EBOOK : 978-2-336-32165-3

PROCESSUS (LE) CRÉATIF DANS LA SCHIZOPHRÉNIE À PARTIR DE C.G JUNG
Mazou Moussibahou - Préface de Jean Florence - Avant-propos de Michel Cazanave
Cette recherche part d'un intérêt pour la schizophrénie et des processus évolutifs qui peuvent être repérés. C. G. Jung a consacré sa vie à la description de ces dynamiques psychiques transformatrices. Ces potentiels s'animent lors de processus de crise psychique, de métamorphoses, ou lors d'épisodes psychopathologiques. Cette vision est de plus en plus partagée parmi les chercheurs en psychologie, en psychanalyse, en neurobiologie et dans les sciences du chaos.
(39.50 euros, 416 p.)
ISBN : 978-2-343-00117-3, ISBN EBOOK : 978-2-336-32177-6

TRANSMETTRE ?
Entre anthropologie et psychanalyse, regards croisés sur des pratiques familiales
Coordonné par Françoise Hatchuel
Que transmettent les familles ? Comment les parents signifient-ils à leurs enfants ce qui est possible, souhaitable, valable pour eux en tant que futurs adultes ?

Après une introduction portant sur les processus, notamment psychiques, à l'œuvre dans la transmission, cet ouvrage questionne la possibilité même de « faire famille » ou de se « sentir père », avant de pointer quelques modes de faire.
(Coll. Anthropologie Critique, 18.00 euros, 180 p.)
ISBN : 978-2-343-00041-1, ISBN EBOOK : 978-2-336-32502-6

PÉRIODE D'ADOLESCENCE (Tome 1)
L'ère de famille
Lelong Stéphane
Les «ados» d'aujourd'hui sont-ils différents de ceux d'hier ? Dans la très grande majorité des cas, l'adolescence reste silencieuse, le «psy» n'y a donc pas accès. Ainsi, l'ouvrage aborde en premier lieu les processus qui concourent à la structure du Sujet car la psychopathologie en souligne les nervures. L'intersubjectivité de l'adolescent peut être chamboulée par la rapidité de la mutation corporelle, et la question du sexe surgit comme un coup de tonnerre dans le ciel de l'adolescence.
(Coll. Clinique psychanalytique et Institution, 23.00 euros, 218 p.)
ISBN : 978-2-343-01240-7, ISBN EBOOK : 978-2-336-32097-7

PÉRIODE D'ADOLESCENCE (Tome 2)
Figures de souffrance
Lelong Stéphane
Cet ouvrage se propose de s'intéresser davantage aux processus inconscients de la vie psychique qu'aux étiquettes diagnostiques, car figeant l'adolescent dans des «cases», bien que par essence à cette période de la vie tout reste évolutif. Alors que des symptômes semblent affecter des jeunes de manière identique, il convient de saisir la singularité de l'histoire de l'adolescent au sein de sa propre trajectoire à la lumière des embrouilles de sa famille, pour penser la «crise» avec le Sujet.
(Coll. Clinique psychanalytique et Institution, 33.50 euros, 324 p.)
ISBN : 978-2-343-01241-4, ISBN EBOOK : 978-2-336-32096-0

UN DOCUMENTAIRE SUR MON PÈRE
Drouot Charles H.
«Je n'ai aucun souvenir de mon père, mort lorsque j'avais quatre ans. En interrogeant ma famille sur l'homme qu'il était et la façon dont il est mort, je pars à la rencontre de la maladie, de la folie et des secrets de famille inavoués...» (Charles H. Drouot). En quête de vérité sur son père, Charles H. Drouot retrouve ceux qui l'ont connu. À travers leurs témoignages, il ouvre la boîte de Pandore, réveille des émotions, fait exploser les secrets de famille...
(20.00 euros)
ISBN : 978-2-336-29444-5

L'HARMATTAN ITALIA
Via Degli Artisti 15; 10124 Torino

L'HARMATTAN HONGRIE
Könyvesbolt ; Kossuth L. u. 14-16
1053 Budapest

L'HARMATTAN KINSHASA
185, avenue Nyangwe
Commune de Lingwala
Kinshasa, R.D. Congo
(00243) 998697603 ou (00243) 999229662

L'HARMATTAN CONGO
67, av. E. P. Lumumba
Bât. – Congo Pharmacie (Bib. Nat.)
BP2874 Brazzaville
harmattan.congo@yahoo.fr

L'HARMATTAN GUINÉE
Almamya Rue KA 028, en face du restaurant Le Cèdre
OKB agency BP 3470 Conakry
(00224) 60 20 85 08
harmattanguinee@yahoo.fr

L'HARMATTAN CAMEROUN
BP 11486
Face à la SNI, immeuble Don Bosco
Yaoundé
(00237) 99 76 61 66
harmattancam@yahoo.fr

L'HARMATTAN CÔTE D'IVOIRE
Résidence Karl / cité des arts
Abidjan-Cocody 03 BP 1588 Abidjan 03
(00225) 05 77 87 31
etien_nda@yahoo.fr

L'HARMATTAN MAURITANIE
Espace El Kettab du livre francophone
N° 472 avenue du Palais des Congrès
BP 316 Nouakchott
(00222) 63 25 980

L'HARMATTAN SÉNÉGAL
10 VDN en face Mermoz, après le pont de Fann
BP 45034 Dakar Fann
33 825 98 58 / 33 860 9858
senharmattan@gmail.com / senlibraire@gmail.com
www.harmattansenegal.com

L'HARMATTAN BÉNIN
ISOR-BENIN
01 BP 359 COTONOU-RP
Quartier Gbèdjromèdé,
Rue Agbélenco, Lot 1247 I
Tél : 00 229 21 32 53 79
christian_dablaka123@yahoo.fr

Achevé d'imprimer par Corlet Numérique - 14110 Condé-sur-Noireau
N° d'Imprimeur : 112509 - Dépôt légal : octobre 2014 - *Imprimé en France*

www.ingramcontent.com/pod product-compliance
Lightning Source LLC
LaVergne TN
LVHW021233061026
849535LV00008B/3037

* 9 7 8 2 3 4 3 0 4 7 4 2 3 *